SUPERFOODS

Superfoods, recetas y alimentos del futuro para vivir mejor hoy

Una idea original de Zahorí de Ideas

1.ª edición Enero 2018

© del texto, Carla Zaplana
© de las fotografías de las recetas, Marta Vergés
© de las fotografías de la autora, Guillem Trius
© de las fotografías de los superfoods, Shutterstock
© de la edición, Zahorí de Ideas, S. L.
All Rights Reserved
Copyright © 2018 by Ediciones Urano, S.A.U.
Plaza de los Reyes Magos 8, piso 1.º C y D – 28007 Madrid
www.edicionesurano.com

Realización y coordinación editorial: Zahorí de Ideas
Diseño y maquetación: Mot
Recetas, estilismo y fotografías: Marta Vergés
Fotografías de la autora: Guillem Trius

ISBN: 978-84-16720-24-8
E-ISBN: 978-84-17180-59-1
Depósito legal: B-69-2018

Fotocomposición: Ediciones Urano, S.A.U.

Impreso por: LIBERDÚPLEX
Ctra. BV 2249 Km 7,4 – Polígono Industrial Torrentfondo
08791 Sant Llorenç d'Hortons (Barcelona)

Impreso en España – *Printed in Spain*

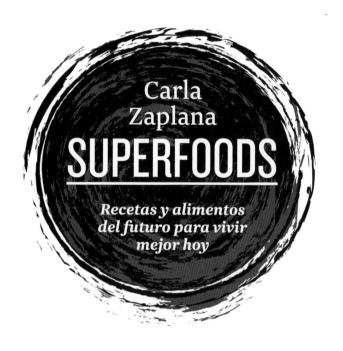

Carla Zaplana

SUPERFOODS

*Recetas y alimentos
del futuro para vivir
mejor hoy*

COOKED
- BY URANO -

Argentina - Chile - Colombia - España
Estados Unidos - México - Perú - Uruguay - Venezuela

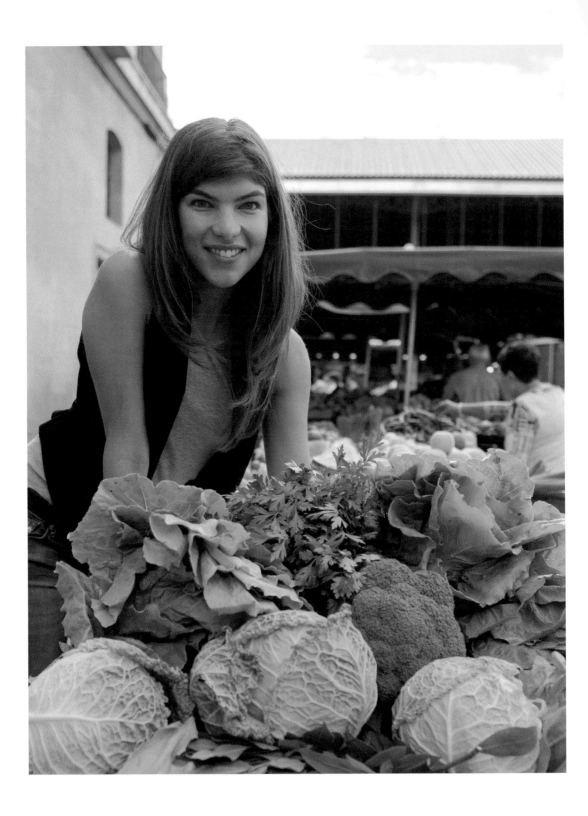

Sumario

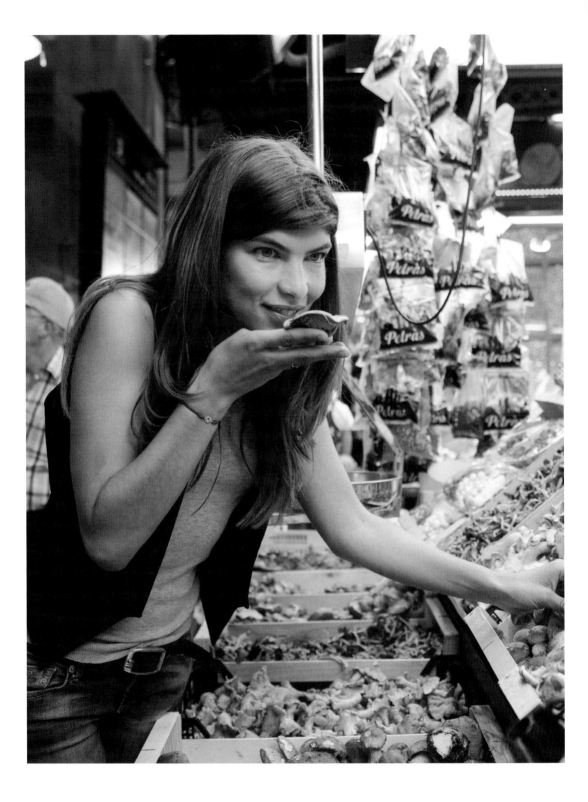

Mi historia

«Si eres flexible, te mantendrás recto», Lao Tzu

La vida nos lleva a tocar muchos caminos, algunos llanos, algunos con piedras, algunos con el viento a favor y otros con montañas que escalar. Adaptarnos a cada una de las situaciones con valentía, amor y una sonrisa nos llevará lejos.

Mi regalo para ti, una bolsita de superfoods para que te acompañen en este viaje y nunca nunca nunca se apague tu luz.

«Que tu alimento sea tu medicina y que tu medicina sea tu alimento»

Cuando uno se sumerge en el mundo de la alimentación consciente queda cautivado por su efecto de bienestar y no puede hacer más que seguir buscando e interesándose por aquello que está experimentando.

En mi primer libro, *Zumos verdes*, conté mi historia de amor al descubrir esta reparadora y revitalizante bebida vegetal. Los zumos verdes cambiaron mi salud, mi estado de ánimo y mi vitalidad, y me iniciaron en un viaje personal hacia una alimentación más limpia y natural.

Sin darme cuenta, estos me llevaron a seguir un estilo de vida aún más saludable, más abundante en verduras e ingredientes crudos, así que con ello empecé a buscar más información sobre cómo seguir un estilo de alimentación crudivegana, también conocida como *Raw Food*.

¡Boom! David Wolfe, autor y experto en alimentación crudivegana y uno de los pioneros en despertar la fiebre de los *superfoods* en Estados Unidos y en el resto del mundo, apareció en la pantalla de mi ordenador. Solo necesité ver el vídeo de una de sus charlas sobre los superfoods para quedar cautivada por estos superingredientes; además, admito que vi reflejada en mi esa vitalidad y pasión con la que Wolfe difunde los beneficios y propiedades medicinales de los alimentos, pero aún más las ganas de motivar y acercar a la población a un estilo de vida más saludable.

Al mismo tiempo que iba enriqueciendo mis platos con superfoods y siguiendo una alimentación más viva, empecé a formarme con otros profesionales y expertos del crudiveganismo, como Gabriel Cousens (doctor líder en la nutrición viva vegana, fundador del centro The Tree of Life en Arizona, y autor de varios *best sellers*, entre los cuales recomiendo *Rainbow Green Live-Food Cuisine*), y los doctores Rick y Karen Dina (ambos expertos en la alimentación crudivegana, creadores del blog rawfoodeducation.com y quienes fueron profesores en mi certificación como educadora de crudiveganismo en el Living Light Institute de Fort Bragg, California).

Mi laboratorio

Superfoods, una palabra que me fascinó. ¿Qué tendrían estos alimentos de extra? Bayas de goji, de acai, de moringa (ben), de semillas de cáñamo, de *mulberries*, de lúcuma... Seguí leyendo sobre las propiedades de cada uno de ellos y en cada una de las visitas a Whole Foods (mi cadena de supermercados favorita en Estados Unidos, un museo de alimentación y productos alternativos), me regalaba un paquete de un superfood diferente.

Así empezó una nueva afición muy conectada a otra de mis grandes pasiones: viajar. Cada uno de estos superfoods me llevaba a sus lugares remotos de procedencia, a leer su historia y a descubrir cómo sabias culturas milenarias los utilizaban en sus rituales y su medicina tradicional. Un nuevo *hobby* con el que jugar, experimentar sus efectos en mi cuerpo y crear nuevas recetas.

Empecé por agregar estos superfoods a mis zumos verdes cada mañana: que si polen de abeja, que si espirulina, que si *nibs* de cacao... Era literalmente un festival de colores que me llenaban de vitalidad. Poco me faltó para convencerme y sustituir el café por esta bomba de nutrición. Más tarde, sin embargo, aprendí que era mejor no concentrar tantos superfoods en una misma toma para así poder asimilar mejor todos sus componentes.

A la vez que descubría todos estos nuevos alimentos exóticos aprendí también a valorar la riqueza de aquellos superfoods de proximidad. Col *kale*, arándanos, jalea real, granada..., con magníficas propiedades depurativas, regeneradoras y antioxidantes. Y es que, sí, ¿cuántas veces nos pasa, y en muchos aspectos de la vida, que creemos que lo lejano y desconocido es siempre mejor que lo que nos rodea? Si prestamos atención, si aprendemos a observar, nos damos cuenta de que estamos rodeados de auténticos tesoros.

Mi secreto

Zumos verdes, superfoods y alimentación limpia y muy rica en crudos, una trilogía que me mantiene llena de energía y más optimista que nunca. Una alimentación que me ha llevado a reencontrarme conmigo misma, a sentirme más auténtica. Siento que he recuperado años y mucho entusiasmo con un estilo de vida que me ha mantenido fuerte y con determinación incluso en momentos en los que nuestro «amigo» estrés se ha presentado tanto a nivel profesional como personal.

Con estas primeras páginas del libro, solo quiero transmitiros un mensaje: «Buscad el estilo de vida que os haga prosperar, aquel que os lleve a vivir la más pura de vuestra esencia, aquella que os dé el valor y el coraje de expresar quienes sois de verdad y que os dé la fuerza y vitalidad para llevar a cabo (como diría Paulo Coelho en su libro *El alquimista*) vuestra leyenda personal».

En el último apartado del libro, comparto setenta recetas repletas de superfoods, todas siguiendo mi filosofía COME LIMPIO; es decir, libres de productos de origen animal, a excepción de alguna miel; libres de gluten, pensadas con mucho amor y algunas de ellas inspiradas en platos de mis restaurantes favoritos alrededor del mundo.

Deseo que lo disfrutéis tanto como yo lo he hecho en su creación.

Con mucho cariño y salud.

Námaste

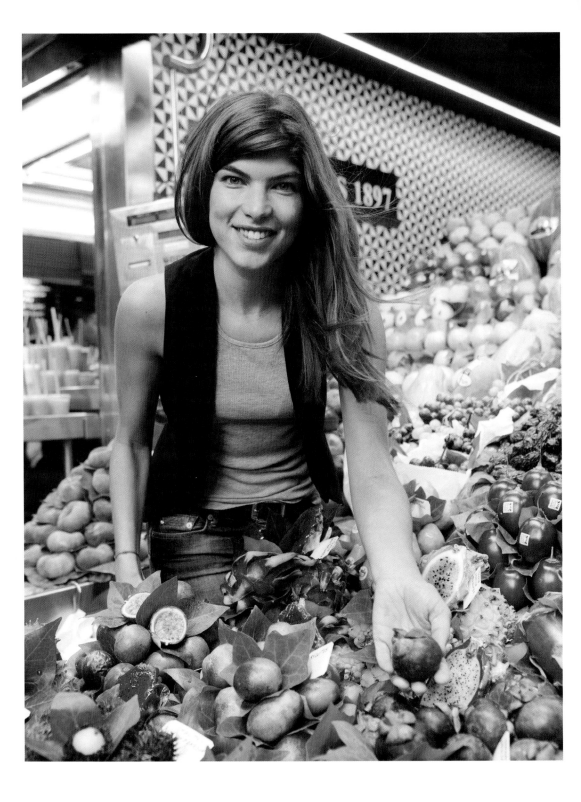

Introducción a los superfoods

Excepcionalmente beneficiosos para la salud,
los superfoods reducen el riesgo de padecer
enfermedades e infecciones. Además, incrementan
nuestros niveles de energía, reequilibran
el organismo, ayudan a depurar el cuerpo, mejoran
la salud física y alargan la esperanza de vida.

¿Qué son los superfoods?

¿Qué es lo que hará que un alimento sea considerado «súper»? ¿Qué criterio se utiliza para así denominarlo? ¿Qué es lo que nos aportan de extra estos alimentos?

La palabra *superfood* fue definida por primera vez en 1915 en el *Oxford English Dictionary* como «un alimento rico en nutrientes considerado especialmente beneficioso para la salud y el bienestar». Una definición muy vaga, pero a la vez un nombre tan atractivo que su uso ha sido indiscriminado. Por supuesto, la industria alimentaria fue la primera en sacarle partido para realizar campañas de *marketing* de sus nuevos productos.

Podíamos ver la palabra *superfoods* ocupando todo el frontal de un envase de unas galletas hechas con harina y azúcares refinados, grasas hidrogenadas, pero, eso sí, con dos gramitos de cacao del Amazonas o trocitos de bayas de goji de Mongolia resecas y sin la mínima presencia de vitamina C. Esta galleta no nos aportaría una diferencia nutricional a la de la típica galleta maría de toda la vida. Por suerte, y debido a que este engaño era tan prevalente en Europa, la Unión Europea prohibió el uso de esta palabra en productos que no mostraran claramente una evidencia científica de sus beneficios diferenciadores.

A pesar de los malos usos de la palabra *superfoods*, estos alimentos sí existen y por suerte están más cerca de nosotros de lo que pensamos. Para mí, los superfoods son un grupo de alimentos que tienen un valor nutricional muy denso. Esto se traduce en que nos aportan una considerable concentración de micronutrientes y otros elementos, como vitaminas, minerales, antioxidantes, aminoácidos, ácidos grasos esenciales, enzimas activos, fitonutrientes, fibra..., entre otros, a la vez que nos aportan pocas calorías. Todos estos micronutrientes y fitoelementos, aún y necesitar cantidades diarias diminutas, son completamente esenciales y la clave para el mantenimiento de un buen equilibrio hormonal y de un buen estado de nuestras células.

Cabe decir que dentro de esta categoría también incluyo otros alimentos un poco más calóricos, pero que no por ello dejan de pertenecer a este grupo, como, por ejemplo, el aguacate, el coco y otras semillas que nos dan un aporte considerable de energía en pequeñas raciones.

Naturaleza de los superfoods

Para proteger la «SÚPER» calidad de sus nutrientes, los superfoods deben ser ORGÁNICOS y CRUDOS. En algunas ocasiones estos estarán mínimamente procesados como, por ejemplo, en el caso del cacao.

Gran parte de los superfoods que se comercializan como tales en los supermercados y tiendas de dietética provienen de partes remotas del planeta Tierra, muchas de ellas vírgenes y aún libres de contaminación. Esta es una de las razones por las que estos alimentos siguen siendo tan ricos en minerales y otros micronutrientes, a la vez que están limpios de toxinas.

Como menciona Julie Morries en su libro *Superfood Kitchen*, cada año se liberan más de 50.000 químicos diferentes (pesticidas, antibióticos y residuos hormonales) en el medio ambiente, se utilizan más de 500 millones de galones de pesticidas y herbicidas para cultivar nuestros alimentos y existen más de 3.500 químicos diferentes dentro de la industria alimentaria. Estos datos erizan los pelos a cualquiera y nos hacen ver la importancia de consumir productos orgánicos. Así, no solamente estaremos protegiendo nuestra salud, sino que estaremos apoyando económicamente una agricultura consciente.

Un exhaustivo estudio (realizado por el Dr. Mitchell *et al.*) demostró claramente la relación entre el grado de fertilidad de la tierra y el contenido en flavonoides durante diez años en tomates cultivados de forma orgánica versus convencional. Los resultados mostraron que la quercetina (un flavonoide) era entre un 79 y un 97% mayor en los tomates orgánicos.

En definitiva, los productos orgánicos tienen mayores niveles de antioxidantes (como la vitamina C, los polifenoles, los flavonoides...) y minerales. Además, contienen menor cantidad de residuos pesticidas, nitratos y metales pesados.

¿Qué pasa cuando se someten los alimentos a temperaturas más elevadas de 42 grados? Lo que hace que un alimento sea «súper» es su elevado contenido en vitaminas, antioxidantes y, sobre todo, enzimas activos. Gran parte de estos elementos son termolábiles, es decir, que son altamente sensibles al calor. Se ha demostrado que al someter los alimentos a más de 42 grados centígrados/118 grados Fahrenheit estos fitoelementos empiezan a desactivarse y a destruirse, lo que disminuye el valor nutricional y la energía del alimento. Por esto la mayoría de los superfoods se consumen crudos, sin prácticamente ser manipulados o, si es necesario, mínimamente procesados, como es el caso del acai en polvo, que es sometido a liofilización (congelación + deshidratación y posteriormente transformado en polvo).

Superfoods y salud

Los superfoods no son una invención del mundo moderno; estos alimentos ya fueron fuente de poder y curación de muchas civilizaciones antiguas, como los mayas y aztecas. No obstante, no hace falta irnos tan lejos para ver los resultados de estos alimentos tan maravillosos.

Durante el año en que viví en San Diego, California, tuve el placer de hacer voluntariado y asistir a interesantísimas charlas en los centros y clínicas The Optimum Health Institute y en el Instituto Gerson con clínica en Tijuana (México), donde ofrecen terapias alternativas a pacientes con enfermedades tan severas como el cáncer y donde se sigue una alimentación 100% vegana, con muchos alimentos crudos y enriquecida con superfoods.

Y es que el consumo de «alimentos» procesados o, como bien los llamaría yo, «alimentos antinutrientes» (pues requieren más recursos de nuestro cuerpo para ser digeridos de lo que nos aportan como beneficio), los altos niveles de estrés, la contaminación que nos rodea, los tóxicos en el agua y la falta de nutrición que no obtenemos de los alimentos debido a la pobreza de la tierra en la que se cultivan, no hacen más que desgastar las reservas de nuestro organismo y provocar en él un medio más acidificado y, como consecuencia, inflamación, debilitación de los huesos, desequilibrios renales, envejecimiento prematuro, fatiga, migrañas y mal humor que degenera en enfermedades crónicas como la artritis, la osteoporosis, los problemas cardiovasculares, los neurológicos e incluso el cáncer.

Así que cuando nos preguntamos qué alimentos debemos comer para ganar energía y claridad mental, prevenir enfermedades, recuperar nuestro peso ideal e irradiar belleza y salud... la respuesta es obvia: productos naturales, lo menos procesados y cocinados posible, de la granja a la mesa, pues son los que mantienen la mayor cantidad de micronutrientes, clave para una salud de hierro.

Y es que tiene sentido, ¿verdad? No estamos descubriendo ninguna verdad nueva. Eliminando los productos «manufacturados», envasados y «enriquecidos» con químicos, conservantes y aditivos artificiales, nos queda aquello natural, lo que nos limpia y nos hace sentir bien. La capacidad que tiene nuestro cuerpo de sanarse es extraordinaria cuando se le dan las herramientas adecuadas, una alimentación limpia y muy rica en nutrientes.

Una vez más, SOMOS LO QUE COMEMOS.

Es por esto que los superfoods juegan un papel tan importante y a la vez práctico en nuestra alimentación y salud. En pequeñas cantidades, nos aportan elevadísimas dosis de antioxidantes, sustancias antiinflamatorias y fitoquímicos detoxificantes, lo que los hace un excelente amortiguador natural para alergias, infecciones y contaminación, así como una protección para la prevención de enfermedades.

Actualmente, vivimos en un momento en el que disponemos del conocimiento científico y de los recursos para llegar a estos alimentos con relativa facilidad, así que debemos aprovecharlo.

Sea cual sea tu edad, sexo, estado de salud..., todo el mundo puede beneficiarse de una dosis extra de nutrición en su alimentación. Agregar un superfood al día a tu alimentación ya puede marcar una mejora de salud con el tiempo. En general, este tipo de alimentos se pueden tomar de forma segura diariamente sin suponer ningún riesgo para la salud, pero, como todos los alimentos y terapias, alternar y variar será el secreto para obtener una gran variedad de beneficios.

¿Qué criterios determinan el valor nutricional de un alimento?

ORAC y ANDI

No hay unos criterios estándar a los que un alimento debe atender o cumplir para ponerle la etiqueta de superfood, pero sí existen algunos parámetros que se tienen en

Lista de los vegetales y de las frutas con mayor ANDI

Vegetales verdes	*Verduras*	*Hierbas*	*Frutas*
nabo/mostaza (hojas) **1.000**	rábano **502**	albahaca **518**	arándanos rojos **207**
kale **1.000**	nabo **473**	cilantro **481**	fresas **182**
acelga **1.000**	zanahoria **458**	menta verde **457**	moras **171**
berro **1.000**	calabaza **444**	estragón **426**	frambuesas **133**
bok choy **865**	flores de brócoli **444**	orégano **426**	arándanos **132**
col china/napa **714**	col **434**	tomillo **422**	guayaba **125**
espinacas **707**	pimiento dulce **371**	perejil **381**	pomelo **125**
rúcula **604**	coliflor **315**	eneldo **326**	uvas **119**
lechuga (hoja verde) **585**		laurel **271**	granada **119**
achicoria **516**		romero **84**	ciruela **106**

consideración para determinar su riqueza y densidad nutricional, y estos son el ORAC y el ANDI.

ANDI (índice de densidad de nutrientes agregados, por sus siglas en inglés): Creado por uno de mis doctores de referencia, el Dr. Joel Fuhrman, el sistema ANDI muestra la densidad de nutrientes de un alimento en una escala del 1 al 1.000 basada en cuántos nutrientes contiene por gramo. Los nutrientes que se analizan son vitaminas, minerales, fitoquímicos y antioxidantes.

En la lista de los alimentos clasificados en el *ranking* ANDI no están incluidos muchos de los superfoods que hoy en día conocemos; aun así, basándonos en su composición, podremos determinar que muchos de ellos estarían situados entre los *rankings* más altos de la lista (ver cuadro en página anterior).

Como podéis ver, los vegetales de hoja verde son por excelencia los reyes de la nutrición. Son tan densos en micronutrientes, fitoquímicos y clorofila que su consumo diario nos asegura una gran parte de la nutrición que nuestro organismo necesita. Es por eso que siempre hago tanto énfasis en el consumo de hojas verdes. Tómalos en ensaladas, de guarnición, como envoltorio en un *wrap* (taco o burrito) o, por supuesto, una de las maneras más rápidas y con la que consumes una muy buena dosis sin apenas darte cuenta, son los batidos y zumos verdes.

Una vez más, apuntar que hay algunos alimentos tremendamente beneficiosos para la salud situados en niveles bajos del *ranking* debido a su elevado contenido en calorías, pues ANDI no diferencia entre grasas buenas o malas, azúcares refinados o azúcares naturales. ANDI solo es un sistema de referencia y no un indicador definitivo.

ORAC (capacidad de absorción de radicales de oxígeno): El sistema ORAC evalúa los componentes de un alimento de acuerdo con su capacidad antioxidante, es decir, según su capacidad para inhibir la oxidación provocada por los radicales libres, y se utiliza para comparar el contenido en antioxidante en los diferentes alimentos.

El USDA (Departamento de Agricultura de Estados Unidos) recomienda la ingesta diaria de 5.000 unidades de ORAC para combatir el efecto de los radicales libres que generamos y recibimos diariamente, pero somos muchos los profesionales de la nutrición que defendemos que la cantidad sugerida no es suficiente para contrarrestar la contaminación a la que estamos expuestos día tras día. La recomendación de cinco piezas de fruta y verdura al día se queda corta; entre diez y trece piezas, y sobretodo en verdura, serían las necesarias para tener un efecto positivo sobre la exposición diaria a toxinas.

El grupo de alimentos que presenta una puntuación más elevada en la evaluación ORAC es el de las hierbas y especias deshidratadas. De entre ellas, cabe destacar el orégano, el clavo, la cúrcuma y el comino, así como también el té verde, el cacao en polvo y frutas como el acai, el noni, la granada, el mangostán, las bayas de goji, las uvas y, en general, todos los frutos silvestres.

Este sistema mide los compuestos basándose en su capacidad *in vitro* (efecto aislado fuera del cuerpo). Esto es importante mencionarlo, puesto que los componentes nutricionales funcionan de manera diferente en presencia de otros nutrientes y aún más dentro del cuerpo. Esto quiere decir que no podemos predecir cómo cada uno de los antioxidantes va a ser absorbido de forma individual en el organismo basándonos solamente en cómo actúan fuera de él. Al igual que el ANDI, el ORAC no será un indicador definitivo, pero sí se utilizará para comparar el valor antioxidante en diferentes alimentos.

Comercio justo

Muchos de los superfoods sobre los que hablamos en este libro son autóctonos en países subdesarrollados donde la mano de obra es muy barata y el abuso laboral es el plato de cada día.

Si consumes superfoods envasados, asegúrate de que la marca que los comercializa defienda el comercio justo. Un comercio que da oportunidades de trabajo a comunidades necesitadas y donde los trabajadores, recolectores de la materia prima, reciben un trato y un pago dignos.

Superfoods autóctonos

Me gustaría hacer un apunte acerca de este tema, pues si bien en este libro hablamos de los impresionantes beneficios de superfoods que se encuentran en el otro extremo del mundo, debemos tener en cuenta aquellos que se encuentran en nuestra tierra y que aún quedan por descubrir y sentir curiosidad por probarlos. Debemos considerar que la sostenibilidad medioambiental no va muy acorde con la importación de estos alimentos, que requiere miles y miles de kilómetros de trayecto en avión, y que sean empaquetados en un país del Sur y comercializados en un país del Norte.

Empecemos a curiosear también para conocer superfoods de proximidad como, por ejemplo, un sinfín de variedades de frutos del bosque, algas propias de nuestros mares, semillas de frutas locales y, sobre todo, las hierbas silvestres medicinales. Este último grupo va más allá de ser un superfood, es básicamente pura medicina. Así que te animo a contactar con herbolarios de tu zona para poder aprender a conocerlos y que te indiquen sus propiedades y usos.

Clasificación de los superfoods

¿Quieres conocer con más detalle los superfoods
más populares? ¿Quieres saber qué propiedades
y beneficios aportan a nuestra salud?
¿Quieres saber cómo y cuándo tomarlos?

En las siguientes páginas encontrarás, agrupados
según su naturaleza y/o procedencia,
los superfoods que más utilizo en mis platos
y que conforman mi botiquín.

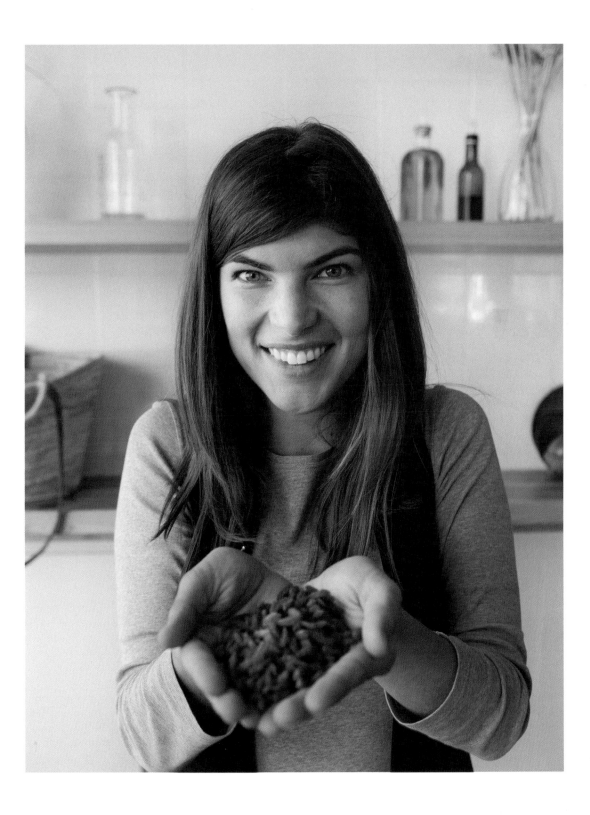

Superfoods verdes

Empezamos por el grupo de la alegría, el grupo con el color de la esperanza y de la vida. Los superfoods de color verde tienen todos un denominador común, la clorofila. La clorofila es el pigmento responsable de dar este color verde a los vegetales; de hecho, siempre se ha conocido como la «sangre del reino vegetal» y, sin más, así es. Este pigmento tiene una estructura molecular muy similar a la de la hemoglobina humana, responsable de transportar el oxígeno en la sangre.

Recientemente, varios estudios han demostrado que consumir alimentos ricos en clorofila hace que la producción de hemoglobina en la sangre aumente. Unos niveles más elevados de hemoglobina suponen una sangre con más oxígeno (el primer elemento y el más necesario para que las células del cuerpo puedan prosperar).

Vegetales de hoja verde
La clave de la salud y la felicidad

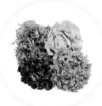

lechugas
(Lactuca sativa)

Propiedades

Los vegetales son alimentos muy nutritivos, pero los de hoja verde aún lo son mucho más. Estos tienen una de las concentraciones más altas de nutrientes (se encuentran en las primeras posiciones en el *ranking* de ANDI) que existe entre todos los alimentos del planeta; son fácilmente digeribles; tienen compuestos quemagrasas, vitaminas y minerales. Contienen una gran variedad y cantidad de sustancias beneficiosas, como los aminoácidos (precursores de las proteínas), los fitoquímicos proactivos y las bacterias saludables que nos permiten reconstituir tejidos musculares, mejorar el funcionamiento del sistema digestivo y protegernos de enfermedades e infecciones.

Existe una gran variedad de hojas verdes a lo largo del año; se trata de consumir aquellas que están en temporada, pues es cuando su contenido en nutrientes es superior. Su color intenso también será un indicador del alto valor nutricional: cuanto más verde oscuro mejor. En mi anterior libro, *Zumos verdes*, analizo las propiedades de muchas de ellas.

Otoño-invierno: col *kale*, coles, brócoli, acelgas, espinacas, endibia, escarola, hojas de remolacha, *bok choy*.

Primavera-verano: lechugas, espinacas, hojas de nabo, hojas de remolacha, rúcula, canónigos.

Quiero destacar una nueva hoja que descubrí en mi último viaje a Panamá, la hoja de chaya, también conocida como espinaca mexicana. Esta tiene más propiedades medicinales y es más nutritiva (contiene más hierro, vitamina C, calcio, potasio, aminoácidos) que la espinaca convencional. Aun así, debe cocinarse antes de su consumo.

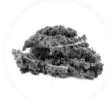

col kale (Brassica oleracea
var. sabellica)

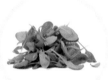

espinacas
(Spinacia oleracea)

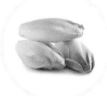

endibias
(Cichorium endivia)

Brotes, germinados y microverdes

Tanta vida en un espacio tan diminuto

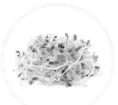

brotes de alfalfa
(Medicago sativa)

Propiedades

Los brotes y germinados son la esencia de la alimentación viva. Se trata de vegetales y plantas en su estado primerizo. El proceso de germinación hace que la semilla incremente su valor nutricional de forma exponencial y que su digestión y capacidad de absorción sean mucho más fáciles. La actividad enzimática es cien veces mayor de la que encontramos en las frutas y verduras, gran parte de los carbohidratos se transforman en azúcares simples, las grasas en ácidos grasos, las proteínas en aminoácidos, el contenido de vitaminas es entre tres y doce veces más elevado y los minerales adaptan su forma orgánica (quelada), lo que facilita su unión química con los aminoácidos y que se absorban más fácilmente.

Hacer tus propios germinados resulta tan rápido como económico. Las semillas germinadas que podemos encontrar de forma más común son las de alfalfa, trébol, pipa de calabaza, rabanito y brócoli. También podemos germinar cereales y legumbres como las lentejas, la quinoa o el alforfón.

Aconsejo comer germinados de forma diaria, ya que son una bomba incalculable de nutrición viva y no hay excusa para no hacerlo, pues los podemos añadir a nuestros zumos y batidos verdes, ensaladas, sándwiches y como guarnición.

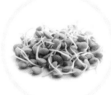

germinado de lentejas
(Lens culinaris)

semillas de sésamo
(Sesamum indicum L)

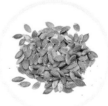

pipas de calabaza
(Cucurbita)

Hierba de trigo

Alcalinizante por excelencia

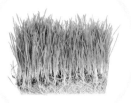

Nombre científico: *Triticum aestivum*
De dónde procede: Oriente Próximo
Estación del año: verano

Propiedades

Tras este humilde nombre se esconde uno de los superfoods más potentes del planeta. Su contenido en clorofila, superior al 70 %, lo hace uno de los alimentos más alcalinizantes, depurativos y antioxidantes que conocemos hasta ahora. Además de contener muchos enzimas activos y minerales, la hierba de trigo nos aporta todos los grupos de vitaminas y aminoácidos conocidos hasta este momento. Para lograr el aporte nutricional que la hierba de trigo, u otras similares como la hierba de cebada o *kamut*, nos ofrecen, deberíamos comer grandes cantidades de vegetales.

Debido a su elevado contenido en clorofila, juega un papel muy importante en la reestructuración celular y la depuración y el fortalecimiento del sistema circulatorio sanguíneo. Los estudios de Ann Wigmore (creadora del Instituto Hippocrates) han demostrado que puede ayudar a revertir el cáncer y otras enfermedades como la diabetes. No solamente limpia el organismo de toxinas, sino que también lo libera de metales pesados. Y es un gran desintoxicante del hígado.

El zumo de la hierba de trigo debe tomarse muy fresco, recién exprimido, pues rápidamente pierde su potencial nutricional. Es por eso que es muy común encontrar la hierba de trigo en formato polvo deshidratado; aunque no conservará todos sus nutrientes, como en su estado más fresco, será una forma muy conveniente de obtener los beneficios de esta hierba medicinal. La podremos utilizar en nuestros zumos y *smoothies* (batidos) y será muy fácil agregarla como ingrediente a ensaladas, platos principales y postres.

Una de las preguntas más frecuentes sobre la hierba de trigo es si contiene gluten. La respuesta es no, pues el germen, que es el que contiene la proteína del gluten, se mantiene en la semilla y lo que estaremos tomando es solo la hierba.

Espirulina

Panacea de las aguas

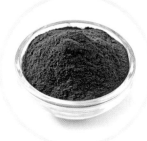

Nombre científico de las dos especies:
Arthrospira platensis y *Arthrospira maxima*
De dónde procede: océanos y lagos
Estación del año: todo el año

Propiedades

Esta conocida microalga es realmente un conjunto de microorganismos bacterianos unicelulares del género *Arthrospira* con forma de hélice y parecido a una planta. Su gran contenido en clorofila le otorga su color azul verdoso y la convierte en una gran detoxificadora de la sangre.

Contiene proteínas más digeribles y asimilables que la carne y nos ofrece catorce veces más hierro que la ternera. Es rica en vitamina E, calcio, fósforo y magnesio. Rica en antioxidantes (sobre todo betacarotenos y ácido linoleico), es una poderosa *anti-aging*, promueve la salud ocular y es una gran recuperadora de la energía después del ejercicio físico o en períodos de agotamiento, por lo que también es altamente recomendable en la dieta de deportistas.

Cabe decir que, aun siendo fuente de vitamina B12, el consumo de alga espirulina no aumenta el contenido de esta en la sangre humana, ya que la vitamina B12 que se encuentra en esta microalga es un análogo que no tiene el formato bioactivo que necesita nuestro cuerpo para absorberla.

Puesto que se trata de un alimento y no de un suplemento o medicina, es seguro tomarla en grandes cantidades. Aun así, es recomendable ir aumentando la cantidad de forma progresiva para ajustarnos la dosis adecuada. La podemos encontrar en formato cápsulas, tabletas o en polvo.

La espirulina es un superfood reconocido por las Naciones Unidas para combatir la anemia y la malnutrición en situaciones de emergencia humanitaria.

Clorela

Oxigenación y depuración del organismo

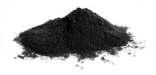

Nombre científico: *Chlorella*
De dónde procede: océanos y lagos
Estación del año: todo el año

Propiedades

Esta microalga unicelular está básicamente compuesta por su núcleo y clorofila. Su elevadísimo contenido en este pigmento verde la hace el alimento más rico en clorofila que existe en el planeta Tierra. Además, también es una de las fuentes de proteína vegetal más ricas, pues está compuesta por más del 60 % de aminoácidos fácilmente absorbibles.

La clorela nos ayuda a regenerar y reparar los tejidos celulares, a depurar el hígado y fortalecer el sistema inmunológico y nos protege de la radiación. Estudios científicos han demostrado que esta microalga nos ayuda a prevenir múltiples tipos de cáncer, a eliminar la inflamación y a disminuir los síntomas de la diabetes, cándida, hepatitis, anemia e infecciones bacterianas y virales.

Otra fascinante propiedad es el llamado Factor de Crecimiento de la Clorela (CGF). Esta se cuadruplica cada 20 horas, posicionándola como el cultivo que crece más rápido del mundo. Este factor, traducido al efecto que hace una vez la ingerimos, es una aceleración de la proliferación de lactobacilos (bacterias beneficiosas) en nuestro tracto intestinal.

La dosis recomendada que hay que tomar diariamente para empezar a cubrir gran parte de los micronutrientes que nuestro cuerpo necesita es de tres gramos; aun así, si queremos experimentar sus efectos depurativos y energizantes una buena dosis es entre cinco y siete gramos diarios.

La podemos encontrar en formato tableta, en cápsulas y en polvo, lo que la hará muy fácil de utilizar en zumos, batidos, ensaladas, platos principales y postres.

También es excelente para tratar enfermedades degenerativas del cerebro y el sistema nervioso, es por eso que se utiliza cada vez más en pacientes con alzhéimer y párkinson.

Frutas, frutos secos y semillas

Este grupo de alimentos es conocido por su elevado contenido en antioxidantes, unos bioelementos que se encargan de combatir los radicales libres responsables del deterioro celular y, como consecuencia, del envejecimiento del organismo. De manera natural, el cuerpo produce radicales libres al metabolizar los alimentos que ingerimos, pero lo que debe preocuparnos son los que nos llegan del exterior, a través del aire que respiramos, la contaminación medioambiental, el tabaco, la radiación y los alimentos procesados.

Cuando el cuerpo tiene unos niveles elevados de radicales libres, el sistema inmunológico se debilita y empiezan a aparecer enfermedades. En la sociedad actual en la que vivimos, es muy difícil evitar todos estos contaminantes que nos rodean; no podemos elegir vivir en una burbuja protegidos de todas las toxinas, pero sí tenemos poder para escoger qué tipo de alimento nos ponemos en la boca. Es por ello que será muy importante tomar muchos antioxidantes a través de la alimentación, y los superfoods son una gran fuente de estos.

Bayas de goji
La fruta de la eterna juventud

Nombre científico: *Lycium barbarum / Lycium chinense*
De dónde procede: Mongolia
Estación del año: verano-otoño

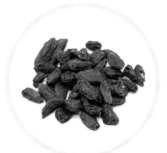

Propiedades

Conocidas como la fruta de la inmortalidad y originarias de Mongolia, las bayas de goji son el secreto para una vida longeva y un sistema inmunológico de hierro.

Estos diamantes rojos son una muy buena fuente de proteína vegetal (contienen todos los aminoácidos esenciales), fibra soluble y una interminable lista de micronutrientes, más de veinte vitaminas y trazas de minerales como la vitamina C, la vitamina B2, el hierro y el cinc, y potentes antioxidantes carotenoides como el licopeno, la luteína y la zeaxantina, estos dos últimos conocidos por su efecto beneficioso en la mejora de la visión.

Las bayas de goji tienen propiedades adaptógenas, es decir, se trata de una sustancia con una combinación de acciones terapéuticas dentro del cuerpo humano. Un adaptógeno vigoriza y fortalece el organismo al mismo tiempo que ayuda a gestionar mejor el estrés al reforzar las glándulas suprarrenales.

La forma más común de encontrarlas son las bayas secas, aunque también las podemos encontrar en polvo. Y las podemos utilizar para enriquecer nuestros batidos, ensaladas, platos principales y postres.

También son conocidas como la fruta de la eterna juventud, pues se ha visto que tienen un efecto estimulante en la producción de la hormona del crecimiento humano, lo que previene el envejecimiento prematuro de las células.

Acai

El rey de los antioxidantes

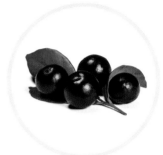

Nombre científico: *Euterpe oleracea*
De dónde procede: Brasil
Estación del año: todo el año

Propiedades

El acai es una fruta silvestre originaria del Brasil muy parecida a un arándano de tamaño grande. Su uso medicinal y fortalecedor se remonta a las primeras tribus amazónicas y actualmente es muy popular entre la comunidad surfista como reconstituyente y energizante.

Su riqueza en antioxidantes, sobre todo en fenoles y antocianinas –pigmentos responsables de su color oscuro–, le da un valor ORAC de 185, muy superior a los arándanos (32) y las uvas negras (11). Nos aporta ácidos grasos omega-3, 6 y 9, y contiene grandes cantidades de esteroles vegetales, los llamados betasitoesteroles, que ayudan a disminuir la absorción de colesterol, así como a regular sus niveles en sangre. Además, también es rica en aminoácidos, minerales como el calcio y el fósforo, provitamina A y vitamina E, tiene un buen contenido de fibra y es pobre en azúcares.

Se suele comercializar en forma de polvo, lo que permite fácilmente agregarla a batidos o enriquecer zumos, postres y barritas energéticas.

Sin ir muy lejos y priorizando los productos más autóctonos, esta fruta silvestre la podríamos comparar y reemplazar por los arándanos, las moras, las grosellas, las frambuesas y otros frutos silvestres que encontramos en nuestros bosques, que aunque tienen una actividad antioxidante menor, todos ellos son muy ricos en vitamina C, aminoácidos y otros fitonutrientes beneficiosos para la salud.

Su excelente composición nos da un alimento con propiedades antiaging, potenciador de energía y recuperación muscular; ayuda a mantener una buena salud cardiovascular, inmunológica y del sistema nervioso, a la vez que promueve una piel limpia y joven.

Granada

El rubí medicinal

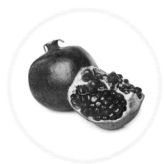

Nombre científico: *Punica granatum*
De dónde procede: Oriente Próximo, cuenca del Mediterráneo, América Central y del Sur y Estados Unidos (Arizona y California)
Estación del año: otoño

Propiedades

Nativa de Oriente Próximo, este auténtico superfood tiene una larga historia por su uso medicinal. Su elevado contenido en aminoácidos esenciales, vitamina C, potasio, cinc y fitoquímicos, como los fitoestrógenos y polifenoles, le otorga propiedades antioxidantes y antiinflamatorias.

Estudios científicos han probado que su alto contenido en antioxidantes taninos, flavonoides y otros polifenoles inhibe el crecimiento de células cancerígenas mamarias, de próstata, colon y pulmón en pruebas *in vitro*. Además, otros estudios sugieren que el ácido elágico que se encuentra en la granada y otras bayas previene la degeneración del colágeno ante la exposición solar.

Su consumo más habitual es su fruta fresca, aunque también la podemos encontrar en zumo (debemos asegurarnos de que no lleva azúcares añadidos) y en formato polvo liofilizado. La podemos consumir como aperitivo o como otro ingrediente en nuestros zumos, batidos, ensaladas y postres.

Su alto contenido en fibra nos ayuda también a controlar la presión sanguínea y los niveles de colesterol en sangre.

Noni

Fruta extraterrestre que ha llegado
para salvarnos

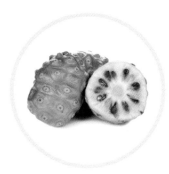

Nombre científico: *Morinda citrifolia*
De dónde procede: en áreas tropicales del planeta,
especialmente Tahití y Hawái
Estación del año: todo el año

Propiedades

Nativo del Sudeste Asiático, el noni forma parte de la familia de
las Rubiáceas, la misma a la que pertenece el café.

Este fruto de aspecto un tanto alienígena es muy conocido por
sus propiedades anticancerígenas. Un estudio realizado por
Wang *et al.* demostró que el zumo de noni prevenía la formación
de aductos de ADN, es decir, la unión del ADN a sustancias quími-
cas, lo que causaría células cancerígenas.

Su elevado contenido en antioxidantes como selenio, xeronina,
glucósidos, escopoletina, terpina y antraquinonas le otorga propiedades depurativas y regeneradoras de la piel y las membra-
nas celulares. También se le conoce por su capacidad antiinflamatoria, sus cualidades antisépticas (el zumo de noni estimula
los glóbulos blancos fortaleciendo el sistema inmunológico) y su
efectividad en la curación de la gota, ya que inhibe la enzima xan-
tinoxidasa, clave en la producción de ácido úrico.

Las hojas de noni se utilizan para la elaboración de té. Estas tienen un sabor diferente y más placentero que el fruto, pues recuerdan al cacao.

El sabor del fruto es un tanto difícil; por ello, no se consume la
fruta entera, sino que se acostumbra a tomar su zumo fermentado, que suele mezclarse con zumo de limón y algún edulcorante
natural como la miel o el jarabe de arce.

Esta bebida enzimática resultante tiene grandes propiedades antibacterianas y antisépticas y se le reconocen más beneficios para
la salud que a otros zumos de frutas fermentadas como el vino o
el vinagre.

La medicina tradicional
polinesia, conocedora
del amplio espectro de los
beneficios de esta fruta,
ha utilizado el noni durante
más de 2.000 años.

Algarroba blanca o mesquite

El antidiabético natural

Nombre científico: *Ceratonia siliqua*
De dónde procede: cuenca del Mediterráneo
Estación del año: verano-principios de otoño

Propiedades

El mesquite, fruto procedente de una planta de la familia de las Leguminosas, fue utilizado durante muchos siglos como alimento básico en culturas nativas americanas y de la cuenca del Mediterráneo.

Este fruto es rico en aminoácidos (un 10%), pero lo que cabe destacar de entre ellos es que contiene el aminoácido lisina, uno de los más difíciles de encontrar dentro de una alimentación vegana.

Una de sus propiedades más destacadas es la de ayudar a regular los niveles de azúcar e insulina en sangre; esto es debido a su contenido en fibra soluble y a que su azúcar es derivado de la fructosa (7-15%), la cual no requiere insulina para ser metabolizada. Por ello, se utiliza como una harina libre de gluten o como un edulcorante natural de índice glucémico bajo (25).

De forma habitual, se encuentra en polvo. Tómalo como sustituto del cacao en tus leches vegetales, para enriquecer tus batidos y zumos y para endulzar tus postres y aperitivos saludables.

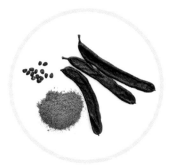

Este fruto nos aporta una buena variedad de minerales, como calcio, magnesio, potasio, hierro y cinc.

Mangostán

La solución a la candidiasis

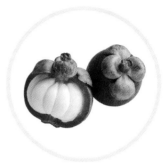

Nombre científico: *Garcinia mangostana*
De dónde procede: Asia y Sudamérica
Estación del año: abril-octubre

Propiedades

El mangostán es una fruta exótica nativa del Sudeste Asiático. Actualmente se cultiva tan solo en Asia y Sudamérica y difícilmente se encuentra como fruta fresca en otras zonas por su naturaleza altamente perecedera.

Rico en vitamina C, vitaminas del grupo B, como la tiamina, riboflavina y niacina, calcio, fósforo y potasio, el mangostán es sobre todo conocido por su efecto antioxidante; los taninos y las xantonas son los antioxidantes más destacables. Las xantonas, que solo se encuentran en la cáscara de la fruta, son conocidas por su efecto antialérgico, antibacteriano, antiviral y antifúngico y es por esto que se ha visto que el uso de extracto de mangostán es un muy buen complemento para erradicar la candidiasis.

Su efecto anticancerígeno ha sido validado por numerosos estudios *in vitro* y en animales, que han demostrado su efecto antioxidante, antiinflamatorio y antiproliferativo contra células tumorales.

La parte carnosa que rodea el hueso es lo que se suele consumir; aun así, puesto que la mayoría de sus propiedades se encuentran en fitoelementos que forman parte de la cáscara del fruto, para sacarle su máximo beneficio es bueno consumirlo en forma de zumo o en polvo liofilizado, pues estos dos métodos aprovechan todas las partes del mangostán.

Sus usos medicinales también se asocian a la prevención y el tratamiento de disentería, fiebre, infecciones urinarias, heridas infectadas e inflamaciones de la piel como eccemas y psoriasis.

Camu-camu

Pura vitamina C

Nombre científico: *Myrciaria dubia*
De dónde procede: Amazonas (Colombia, Perú y Brasil)
Estación del año: noviembre-febrero

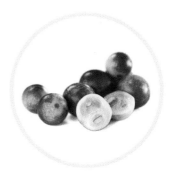

Propiedades

El fruto del camu-camu, originario de la selva amazónica peruana, es de un color rojizo-morado y de un tamaño parecido al de una cereza.

Su altísimo contenido en ácido ascórbico (vitamina C) es lo que le otorga su gran poder antioxidante. Casi el 3% de su peso es pura vitamina C; esto se traduce a treinta veces más que las naranjas. Además, también es rico en aminoácidos, vitaminas del grupo B, minerales y antioxidantes como los betacarotenos y el potasio. La composición tan completa de esta fruta hace que se cree una simbiosis entre todos sus elementos para que la absorción de la vitamina C sea mucho más efectiva que cualquier tableta concentrada de vitamina C sintética. Eso sí, el camu-camu siempre debe consumirse en crudo, pues la vitamina C es termolábil y con cualquier tipo de cocción se perdería.

Su consumo más habitual es en forma de polvo liofilizado. Debido a su elevado contenido en vitamina C, el camu-camu tiene un sabor muy agrio pero, por suerte, con un cuarto de cucharadita ya obtenemos una muy buena dosis de sus beneficios. Será bueno agregarlo crudo a zumos, *smoothies*, salsas y postres.

Sus propiedades más destacadas son fortalecer el sistema inmunológico, proteger frente a infecciones virales, rebajar la inflamación generalizada, mejorar el estado general de la piel y de la función cerebral, ocular, cardiovascular y hepática.

Maca

El secreto de los incas

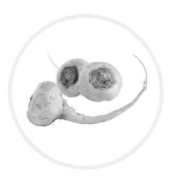

Nombre científico: *Lepidium meyenii*
De dónde procede: Perú
Estación del año: mayo-julio

Propiedades

La maca es una raíz originaria de los Andes peruanos que pertenece a la familia de las Brasicáceas (coles). Su consumo se remonta a las tribus incas, donde sus guerreros la tomaban antes de ir a las batallas para incrementar su fuerza e histamina. Actualmente, se toma por sus propiedades adaptógenas y energizantes.

Esta raíz nos aporta más de 60 fitonutrientes diferentes, entre los cuales abundan minerales (calcio, magnesio, fósforo, potasio, sulfuro, sodio, cinc, yodo, cobre, selenio), aminoácidos (contiene siete de los nueve esenciales), vitaminas del grupo B, C y E, y esteroles. Estos últimos nos ayudan a regular los niveles de colesterol en sangre.

Su consumo es seguro, pues se trata de un alimento y no de un suplemento; es apto para todas las edades, pero es aconsejable no tomarlo durante la lactancia o el embarazo, ya que contiene alcaloides que pueden dar un gusto amargo a la leche y pueden llegar al feto. También hay que destacar que tras revisar diferentes estudios acerca de la maca, no he podido corroborar su efecto beneficioso en caso de problemas de tiroides. Debido a que se trata de un vegetal de la familia de las coles, las cuales contienen sustancias bociógenas, y que se suele tomar crudo, es preferible evitar su consumo en caso de hipotiroidismo.

La dosis diaria recomendada para experimentar sus beneficios son unos diez gramos diarios (una cucharada holgada). Aun así, es aconsejable hacer descansos periódicos; por cada tres meses de consumo diario es bueno descansar un mes. A veces, es preferible discontinuar la toma de los superfoods pues esto puede potenciar aún más sus efectos.

La maca se comercializa en polvo y se puede agregar a zumos, batidos, salsas y postres.

Como adaptógeno que es, esta raíz andina fortalece y equilibra el organismo, nos aporta energía duradera y combate la fatiga. También mitiga los síntomas de cualquier tipo de estrés, restaura las glándulas suprarrenales y tiene una gran influencia en nuestro sistema reproductor, ya que equilibra las hormonas sexuales, aumenta la fertilidad y potencia el deseo sexual.

Lúcuma

El dulce amazónico

Nombre científico: *Pouteria lucuma*
De dónde procede: Sudamérica
Estación del año: octubre-julio

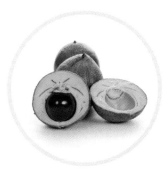

Propiedades

La lúcuma es una fruta originaria del Perú, con un ligero sabor dulce. Verde en su exterior, tiene una carnosa y anaranjada pulpa en su interior.

Esta fruta amazónica es muy pobre en azúcares, lo que la convierte en un edulcorante natural con un índice glucémico bajo, apto para diabéticos y para aquellos que tienen irregularidades con los niveles de azúcar en sangre. Además, también nos aporta betacarotenos, niacina y trazas de minerales como cinc, potasio, calcio, magnesio y hierro, algo que la distingue de otros edulcorantes que solo nos aportan calorías.

Se comercializa en forma de polvo liofilizado y se puede agregar a zumos, batidos, salsas y postres.

La lúcuma es más un potenciador de sabor que un edulcorante en sí, por lo que es apto para diabéticos y aporta un toque y sabor muy especiales a las preparaciones culinarias.

Aguacate

El fruto de la belleza

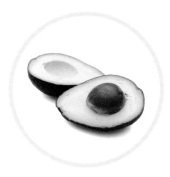

Nombre científico: *Persea americana*
De dónde procede: Sudamérica y Centroamérica
Estación del año: invierno, primavera, verano

Propiedades

¿Has escuchado alguna vez decir que el aguacate es el alimento más perfecto del mundo? Esto se debe a que contiene todos los nutrientes y elementos que el cuerpo humano necesita para sobrevivir pero, además, se ha descubierto que contribuye a la prevención y el control de enfermedades degenerativas como alzhéimer, cáncer, cardiopatías y diabetes.

El aguacate es rico en fibra soluble, potasio, vitaminas A, C, D, E, K y del grupo B; pero lo que más cabe destacar es su elevado contenido en ácidos grasos monoinsaturados y, en menor cantidad, poliinsaturados (omega-3 y omega-6).

El aguacate es excelente para agregar a ensaladas y platos vegetales, pues su grasa monoinsaturada facilita la absorción, hasta seis veces más, de los betacarotenos de los vegetales como las hojas verdes, las zanahorias y los tomates... y, además, ayuda a la conversión de los carotenoides a vitamina A activa.

Del aguacate solemos comer nada más que su pulpa pero, de hecho, son su piel y su hueso los que contienen la mayor cantidad de fitonutrientes. Un estudio realizado en la Universidad de Singapur concluyó que el hueso del aguacate contiene el 70% de la actividad antioxidante de la fruta entera. Además, es un remedio muy eficaz ya utilizado por los indios nativos americanos para erradicar desajustes gastrointestinales como la disentería y la diarrea. Mi recomendación es rallar el hueso y agregar hasta una cucharadita de postre dentro de tu batido o a tus ensaladas.

Utilizaremos el aguacate en batidos, sopas y cremas, salsas, *dips*, pastas para untar, ensaladas e incluso postres cuando queramos lograr una textura de *mousse*.

Este superfood originario de México, también es conocido como «pera cocodrilo» por la textura de su piel.

Baobab
Superfood africano

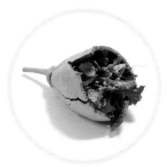

Nombre científico: *Adansonia*
De dónde procede: África
Estación del año: octubre-marzo

Propiedades

El árbol baobab es originario de África y su fruto ha sido y sigue siendo una de las fuentes principales de nutrición en la dieta sudafricana. Su pulpa tiene un valor nutricional muy elevado, lo que le otorga la categoría de superfood.

El baobab es una gran fuente de antioxidantes. Tiene seis veces más vitamina C que las naranjas, dos veces más calcio que la leche, veinte veces más antioxidantes que el acai y las bayas de goji y nos aporta una elevada cantidad de fibra, diez gramos por fruto. Además, es rico en hierro, magnesio, cobre, potasio y cinc, lo que beneficia a todo el organismo, sobre todo al sistema nervioso y a la producción de energía. No contiene azúcares ni carbohidratos y apenas tiene grasas.

Otros estudios han apuntado que este mismo antioxidante puede ser responsable de la reducción de la respuesta glicémica (regula los niveles de azúcar en sangre), previene las enfermedades cardiovasculares y nos ayuda a proteger y a depurar el hígado.

Se comercializa en forma de polvo que fácilmente podemos añadir como *topping* a nuestros zumos y batidos verdes o como ingrediente en postres. Su sabor es agridulce con pinceladas de cítrico. Con una cucharadita diaria tenemos suficiente para experimentar sus beneficios.

Debido a su elevado contenido en vitamina C, este superfood tiene grandes propiedades antioxidantes y antiaging (antienvejecimiento), ya que esta vitamina es clave en la producción de colágeno y elastina, dos proteínas que dan elasticidad y tonifican la piel.

Cacao

El alimento de los dioses

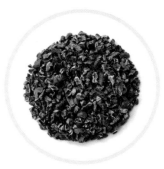

Nombre científico: *Theobroma cacao*
De dónde procede: Centroamérica
Estación del año: todo el año

Propiedades

El cacao fue el oro más preciado del Imperio maya y es que no es para menos. Este alimento es considerado uno de los top 10 superfood por todos los beneficios que aporta a la salud.

El cacao se obtiene de las semillas que se encuentran dentro de las vainas del árbol de cacao; vainas que nacen de una flor parecida a una orquídea salvaje que sale del tronco de este mismo árbol. Estas semillas son también las conocidas nueces de cacao de las que se elaboran los *nibs* de cacao y el cacao en polvo.

El cacao crudo es uno de los alimentos con una concentración de antioxidantes más elevada del planeta, con una puntuación de 95.000 unidades de ORAC; esta es 14 veces superior a los flavonoides que se encuentran en el vino tinto y 21 veces mayor que los antioxidantes que nos ofrece el té verde. Además, es muy rico en uno de los minerales con más déficit entre la población, el magnesio. Aun siendo un superfood extraordinario, no se debe abusar de él ya que puede resultar un tanto adictivo debido a su contenido en teobromina, una sustancia excitante que actúa como la cafeína.

El cacao es el ingrediente clave de uno de los placeres gastronómicos más aclamados de la historia, el chocolate, pero hay que saber diferenciar muy bien las propiedades y los beneficios que nos aporta cada uno de estos dos alimentos diferentes. El primero es un superfood; el segundo es una mezcla de ingredientes, muchos de ellos refinados como el azúcar, las grasas y los derivados lácteos.

El cacao lo utilizaremos para preparar bebidas, salsas, aperitivos y postres, preferiblemente en crudo para mantener todas sus propiedades nutricionales.

Este increíble superfood nos aporta el 315% de la dosis recomendada de hierro con tan solo una pequeña ración de 28 gramos. Buenas noticias para aquellos preocupados por los niveles de hierro.

Coco

Superfood al completo

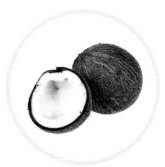

Nombre científico: *Cocos nucifera*
De dónde procede: Centroamérica, Sudamérica, Sudeste Asiático
Estación del año: todo el año

Propiedades

Pensar en un coco ya nos trae buen rollo, nos relaja y nos pone en modo «vacaciones». Al margen de que este superfood tenga muy buenas propiedades nutritivas, las sensaciones que despierta en uno ya son dignas de un superfood.

Los cocos jóvenes son una de las fuentes más ricas en electrolitos de la naturaleza. Los electrolitos son sales yodadas que se encuentran en nuestras células y que transportan la energía dentro de nuestro cuerpo. Es por esto que el agua de coco es la mejor alternativa saludable a las bebidas isotónicas para deportistas, llenas de azúcares refinados y colorantes artificiales.

El aceite de coco es también una buena grasa de origen vegetal. Está libre de colesterol y al tratarse de una grasa saturada le da estabilidad y resiste temperaturas elevadas sin oxidarse, a diferencia de los aceites de oliva y otras semillas. A pesar de la mala reputación de los ácidos grasos saturados, cabe destacar que los que se encuentran en el coco tienen una estructura molecular de cadena media, con lo que el cuerpo los puede utilizar como energía directa y le otorgan propiedades antibacterianas, antifúngicas y antivirales.

El azúcar de coco, también llamado azúcar de palma, es una buena alternativa para sustituir el azúcar blanco refinado, ya que se trata de un edulcorante natural con un índice glucémico bajo (35) y con un sabor a caramelo indiscutible.

En definitiva, el coco es un superfood muy versátil que merece la categoría SÚPER de pies a cabeza.

La estructura molecular del agua de coco es muy similar al plasma sanguíneo, esto quiere decir que el cuerpo la reconoce y utiliza de inmediato. Tanto es así que, durante la Segunda Guerra Mundial, en el Pacífico los dos bandos del conflicto utilizaban el agua de coco para hacer transfusiones de emergencia a los soldados heridos.

Semillas de cáñamo

Tu fuente de proteína vegetal

Nombre científico: *Cannabis sativa*
De dónde procede: todo el mundo
Estación del año: otoño

Propiedades

Lejos de lo que uno puede pensar, las semillas de cáñamo no contienen sustancias psicotrópicas y son una importante fuente de proteína vegetal completa, biodisponible y fácil de digerir.

Las semillas de cáñamo tienen un elevado contenido en ácidos grasos omega-3 y 6, entre los cuales hay una perfecta ratio de 2,5:1 (ideal entre 4:1–1:1). Estas grasas saludables son muy aconsejables para prevenir enfermedades cardiovasculares. Nos ofrecen también vitaminas A, C, D, grupo B y E, que las hacen un alimento con propiedades antioxidantes. Si sigues una alimentación libre de productos animales, si eres atleta o deportista de alto rendimiento o simplemente estás preocupado por si no estás consumiendo suficientes proteínas…, las semillas de cáñamo serán un gran aliado en tu alimentación.

Agrega las semillas de cáñamo a tus batidos, sopas, ensaladas, aperitivos, salsas y postres o prepárate una deliciosa y cremosa leche vegetal.

Las semillas de cáñamo tienen un alto contenido en fósforo, potasio, magnesio y calcio, cuatro minerales necesarios para lograr unos tejidos musculares en buen estado, así como una estructura ósea fuerte.

Semillas de lino

Las semillas de oro

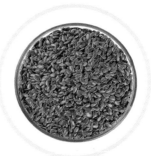

Nombre científico: *Linum usitatissimum*
De dónde procede: desde el este
del Mediterráneo hasta la India
Estación del año: otoño

Propiedades

¿Cómo una semilla tan inocente y a la vez cotidiana nos aporta tantos beneficios?

Las semillas de lino, originarias de la cuenca del Mediterráneo, son muy conocidas por su elevado contenido en ácidos grasos omega. De entre todas las semillas mencionadas en este libro, las de lino son las más ricas en ácidos grasos omega-3 y las que tienen mejor ratio con los omega-6 (0,26:1). Tres cucharadas de semillas nos aportan seis gramos de ALA (ácido alfa-linolénico).

Aunque sí es cierto que nuestro cuerpo necesita más omega-6 que omega-3, encontramos omega-6 en muchos alimentos, mientras que es más difícil lograr unos niveles adecuados de omega-3. Por ello, incluir alimentos más ricos en omega-3 compensará la ratio entre estos dos ácidos grasos creando un efecto antiinflamatorio.

Además, son muy ricas en lignanos, un fitoquímico con propiedades antioxidantes conocido para ayudar en la regulación hormonal.

Para que el organismo pueda aprovechar todas estas propiedades nutricionales, debemos moler la semilla antes de consumirla; de lo contrario, el sistema digestivo humano es incapaz de digerir su cáscara y no se absorberían sus nutrientes, expulsándola del cuerpo tal como entró. Es recomendable moler las semillas, ya que cuando se compran previamente molidas gran parte de sus nutrientes han desaparecido.

Agregaremos semillas de lino para enriquecer sopas, ensaladas y batidos, aunque su uso más habitual es el de espesante, pues son muy ricas en mucílagos, que en contacto con el agua crean una red mucosa.

Las semillas de lino son muy ricas en fibra soluble e insoluble (aportan nueve gramos por cada ración de 30 gramos), lo que nos ayuda a regular el tránsito intestinal y a reducir los niveles de colesterol en sangre.

Semillas de chía

Las reinas del omega-3

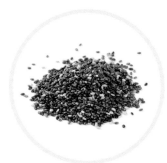

Nombre científico: *Salvia hispanica*
De dónde procede: México y Guatemala
Estación del año: todo el año

Propiedades

¿Te acuerdas de los muñequitos de tierra cubiertos de una tela de saco a los que les hacías crecer pelo verde? Sí, puede que a través de ellos conocieras las semillas de chía por primera vez. La verdad es que estas diminutas pero poderosas semillas ya fueron usadas como alimento básico por los aztecas, mayas e incas, que les proporcionaba fuerza y energía duradera para sus batallas e intensas tareas.

Como las semillas de lino, la chía es muy rica en ácidos grasos omega (la cantidad de omega-3 es superior a la de omega-6, ratio de 0,33:1), esto le otorga propiedades antiinflamatorias y protectoras del sistema cardiovascular, y también mejora la capacidad mental y fortalece el sistema inmunológico.

Algo muy importante que cabe destacar y que también la diferencia de las demás semillas es su gran actividad antioxidante, que, entre otras cosas, previene la oxidación de sus grasas. Además, es muy rica en minerales como el calcio y el hierro.

Su elevada cantidad de fibra (30 gramos nos aportan 12 gramos de fibra) contribuye a mantener un tránsito intestinal regular, a reducir el colesterol y a mantener los niveles de azúcar en sangre, por lo que es un alimento ideal para diabéticos. Gran parte de esta fibra son mucílagos que, al igual que con las semillas de lino, se expanden al entrar en contacto con el agua creando una red gelatinosa.

Agregaremos semillas de chía para preparar pudines y enriquecer sopas, ensaladas y batidos, aunque su uso más habitual es el de espesante y como sustituto del huevo en recetas veganas.

Cada semilla de chía tiene la capacidad de absorber hasta nueve veces su peso en agua, por lo que es un ingrediente muy saciante, ideal para cuando se quiere perder peso.

Bayas incas/doradas (incan/golden berry)

El oro de Sudamérica

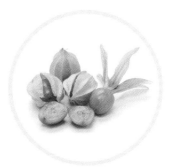

Nombre científico: *Physalis peruviana*
De dónde procede: América del Sur
Estación del año: verano-otoño

Propiedades

Muy parecidas a las bayas de goji, las bayas incas, también conocidas como bayas doradas, son nativas de la región amazónica de Sudamérica y pertenecen a la familia de las Solanáceas. Su aspecto es de un tamaño un poquito más grande que las pasas; son de un color amarillo y tienen un sabor cítrico agridulce.

Estas pepitas de oro son una muy buena fuente de energía y están cargadas de múltiples nutrientes. Son ricas en aminoácidos (el 16% de su composición son proteínas), fósforo, vitaminas (provitamina A buena para la vista, vitamina C para fortalecer el sistema inmunológico, vitaminas del grupo B como la B1, B2, B6, que nos ayudan a regular el ciclo de los carbohidratos y la metabolización del resto de los nutrientes, así como también contribuyen a la conservación de un buen estado de salud de la piel, mucosas y cabello), antioxidantes (especialmente bioflavonoides, conocidos por sus propiedades antiinflamatorias, antihistamínicas y anticancerígenas) y pectinas, un tipo de fibra que nos ayuda a regular los niveles de colesterol en sangre.

Las bayas incas raramente se encuentran frescas, pues son muy perecederas. Las podemos encontrar en mercados especializados o como decoraciones de pasteles. Su forma más habitual es deshidratada, como si de pasas se tratara. Se suelen consumir en granolas, como aperitivos, batidos y postres.

Las semillas han sido utilizadas por su efecto laxante, lo que regula el tránsito intestinal y evita el cúmulo de toxinas en el tracto digestivo. En la medicina tradicional inca, estas bayas ya fueron utilizadas por sus propiedades curativas en casos de cáncer, leucemia, malaria, asma, diabetes, dermatitis y reumatismo.

Superfoods apícolas

Los egipcios ya contaban maravillas sobre ellos
y en Babilonia utilizaban los productos apícolas
en sus prácticas medicinales; los indios, en sus rituales
religiosos… Y es que los productos apícolas también
son superfoods de los pies a la cabeza.

Las abejas son uno de los insectos más importantes
de la naturaleza. Son cruciales en el proceso
de polinización de las plantas, que hace posible obtener
el fruto y alimento. Además, en la recolección
de néctar de flor en flor, estas diminutas criaturas
elaboran superfoods que hoy en día siguen nutriendo
y sanando a la humanidad.

Polen de abeja

Un chute de energía

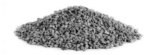

Nombre científico de la abeja que hace la miel:
Apis mellifera
De dónde procede: todo el mundo
Estación del año: finales de primavera-verano

Propiedades

El polen de abeja es uno de los alimentos más valorados y nutritivos y ha sido utilizado durante milenios. Sus usos medicinales ya fueron mencionados en escrituras sagradas como la Biblia, el Corán y el *Libro de Mormón*.

El polen es recolectado de las flores por las abejas obreras y estas le dan la forma de gránulos.

Es uno de los alimentos más completos de la naturaleza: contiene un 25% de aminoácidos, incluso más que la carne de ternera; un variado abanico de vitaminas del grupo B (a excepción de la B12) y vitaminas A, C, D, y E; más de 12 enzimas activos y hasta 60 minerales diferentes. Y por si fuera poco, contiene antioxidantes de la familia de los carotenoides, colina, ácidos grasos y ácidos nucleicos.

Es un alimento muy recomendado a deportistas y atletas de alto rendimiento y en cualquier situación en la que se necesite un chute de energía, por ejemplo cuando nos estamos recuperando de algún resfriado. Debido a su contenido en enzimas activos también asiste con la digestión y, por si fuera poco, puede aplicarse a nivel tópico para tratar afectaciones de la piel. Varios estudios también demuestran que el polen contrarresta los signos de envejecimiento e incrementa la habilidad mental y física.

Es buena idea empezar tomando una cucharada al día e ir incrementando hasta dos o tres si se quiere una dosis extra de energía. Será ideal para agregar a zumos, batidos, yogures vegetales, postres, e incluso para tomar como aperitivo, una cucharada y a calmar el gusanillo.

El polen de abeja es un antídoto natural para combatir la fiebre y la sinusitis provocada por alergias estacionales, ya que reduce la producción de histamina.

Propóleos

La penicilina natural

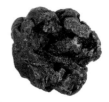

Nombre científico de la abeja que hace la miel:
Apis mellifera
De dónde procede: todo el mundo
Estación del año: finales de primavera-verano

Propiedades

El propóleos, también conocido como *própolis*, es uno de los alimentos más antisépticos que nos brinda la naturaleza. Fruto de la recolecta de la resina de los árboles, cuando aún no es época de polen ni néctar, las abejas lo utilizan para recubrir y endurecer las paredes de sus colmenas para protegerlas frente a bacterias y hongos.

Los componentes del propóleos que lo hacen superfood son sus bioflavonoides con propiedades antibacterianas y antivirales. Varios estudios han demostrado que tomar propóleos durante la temporada de gripe reduce los resfriados, la tos y la inflamación de la boca, las amígdalas y la garganta. Además, se le han otorgado otras múltiples funcionalidades como, por ejemplo, reducir el colesterol, proteger el hígado, curar las úlceras, regular el apetito y, además de ser un hipotensor, se recomienda en casos de anemia.

El *própolis* también tiene muchísimos usos tópicos, ya que es un gran desinfectante y cicatrizante de heridas, quemaduras y otras afecciones de la piel.

Debe tomarse en períodos específicos; no puede tomarse de forma continuada durante un largo período de tiempo, pues un abuso podría ocasionar molestias gastrointestinales. Cuando se toma por vía oral, debe disolverse en agua y si se mezcla con un poquito de miel o jalea real su efecto aún es mayor. Si se usa por la vía tópica, puede aplicarse directamente en la piel.

El propóleos combate las infecciones virales y fortalece el sistema inmunológico.

Jalea real

El elixir de las reinas

Nombre científico de la abeja que hace la miel:
Apis mellifera
De dónde procede: todo el mundo
Estación del año: finales de primavera-verano

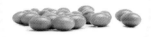

Propiedades

Las abejas obreras tienen una esperanza de vida de unas siete semanas, mientras que las abejas reinas llegan a vivir hasta siete años. ¿Cuál es su secreto? La jalea real. Este líquido un tanto espeso es una secreción de la cabeza de las abejas obreras y es el alimento exclusivo de las reinas.

La jalea real nos aporta aminoácidos de origen vegetal, minerales como potasio, magnesio, calcio y cinc, y es especialmente rica en vitamina B5, lo que le concede la propiedad de combatir el estrés, la fatiga, los dolores menstruales y el insomnio. Además, también fortalece el sistema inmunológico, pues aumenta los niveles de gammaglobulina en sangre.

También se le atribuyen muy buenas cualidades para la cosmética, ya que previene las arrugas y mantiene una piel de aspecto joven.

La jalea real debe tomarse en períodos específicos y concretos; no es recomendable tomarla de manera continuada indefinidamente. Pasados unos 15 a 30 días de estar tomando jalea real, debemos hacer un descanso, pues debido a sus propiedades antibacterianas podría causar alteraciones en la flora intestinal. La podemos encontrar en frasquitos y en forma de ampollas o comprimidos. La dosis recomendada es de 50 a 100 miligramos al día en adultos.

La jalea real nos ofrece un chute de energía como el que nos produce el café, pero a diferencia de este, estos niveles de vitalidad son duraderos.

Miel cruda

Dulzura que cura

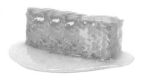

Nombre científico de la abeja que hace la miel:
Apis mellifera
De dónde procede: todo el mundo
Estación del año: finales de primavera-verano

Propiedades

La miel es un alimento muy común en la cuenca del Mediterráneo y desde siempre ha sido conocida por sus propiedades medicinales. Este dulce caramelo producido por las abejas nos ofrece propiedades antibacterianas, nos protege contra infecciones y estimula la producción de nuevas células que han sido dañadas. Además, tiene propiedades antiinflamatorias, que nos ayudan a suavizar la inflamación y el dolor una vez aplicada a nivel tópico.

La miel es el resultado de la recolecta del néctar de las flores y, según la situación geográfica, la miel tendrá un aroma, un sabor y unas propiedades específicos dependiendo de la especie de la que se haya recolectado. Últimamente, se está destacando la miel de *manuka* o árbol del té originaria de Nueva Zelanda por su gran potencial antibacteriano y antioxidante debido a su elevado contenido en peróxido de hidrógeno (también conocido como agua oxigenada) y metilglioxal. Estudios de la Universidad de Sídney de Biociencias Moleculares y Microbianas han constatado que la miel de *manuka* elimina todo tipo de bacterias, incluyendo la *Helicobacter pylori* (que causa la mayoría de las úlceras de estómago), la *Escherichia coli* (la causa más común de heridas infectadas) y la *Streptococcus pyogenes* (causante del dolor de garganta).

Usa la miel como tu edulcorante natural en los tés, infusiones y postres.

La miel cruda, a diferencia de la que podemos encontrar en los supermercados, que ha sido pasteurizada a elevadas temperaturas y que ha perdido gran parte de sus beneficios, tiene una gran acción antioxidante, pues es rica en vitaminas del grupo B, contiene polen y varios minerales como magnesio, potasio, calcio, sodio, cloro, azufre, hierro y fosfato.

Algas

Las algas son una de las plantas más densas nutricionalmente. Se trata de un superfood que en muchas ocasiones o amas o detestas por su intenso sabor a mar. El hecho es que, al crecer en mares y océanos, estos vegetales absorben todos los minerales que se encuentran en su medio y, por lo tanto, son muy ricos en antioxidantes, tienen grandes capacidades depurativas para el organismo humano y son una excelente opción para enriquecer nuestra alimentación ahora que las tierras de cultivo están cada vez más desprovistas de nutrientes.

Entre sus minerales más destacables están el yodo, que estimula la función de la glándula tiroidea y el calcio. Algunas de ellas nos aportan ocho veces más calcio que la leche. Son muy ricas también en vitaminas liposolubles K, A, D, E y del grupo B.

Además, son una rica fuente de ácidos grasos poliinsaturados omega-3, que las convierten en una excelente opción de este nutriente esencial para aquellos que siguen una alimentación libre de productos animales.

Su mejor propiedad es la de regular y purificar el sistema sanguíneo, ya que alcalinizan la sangre y ayudan a eliminar compuestos tóxicos, como los metales pesados, y residuos radioactivos del cuerpo.

Debido a que se trata de plantas con gran capacidad de absorción, debemos asegurarnos de que provienen de un cultivo limpio para garantizarnos su pureza.

Utilizaremos las algas para potenciar el sabor de nuestros platos, en salsas, como guarnición en nuestros entrantes y aperitivos, en ensaladas e incluso en postres.

Nori

Alga para principiantes

Nombre científico: *Porphyra*
De dónde procede: Japón
Estación del año: todo el año

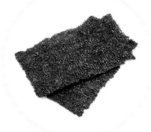

Propiedades

El alga nori es realmente un conjunto de algas comestibles que se presionan y secan juntas dándoles forma de hoja, como si de papel se tratara.

Entre el 30-50% de su composición son aminoácidos, lo que la hace una muy buena fuente de proteínas vegetales. Es rica en omega-3, que ayuda a disminuir el LDL, las lipoproteínas de baja densidad también conocidas como colesterol malo. Su contenido en fibra, casi del 33%, nos ayuda a prevenir el estreñimiento. En el apartado de minerales, el alga nori es muy rica en hierro (y está libre de fitatos, un fitoquímico que interfiere en la absorción del hierro en otros vegetales), calcio y magnesio, que nos ayudan a mantener una estructura ósea fuerte, y yodo, que contribuye al buen funcionamiento de la glándula tiroidea.

Estas hojas se utilizan para preparar *sushi*, pero también se usan para burritos o *wraps* como sustitutos del pan o de las tortillas de maíz. Su variedad más nutritiva es aquella que es cruda y de un color verde más intenso. Las que tienen un color verde más brillante están tostadas y han perdido parte de su valor nutricional.

En el mundo oriental, a esta alga se le dan muchos otros usos, como en las sopas para potenciar su sabor y donde esta se expande considerablemente al rehidratarse, e, incluso, se come sola como snack, con un poquito de aceite de sésamo o salsa de soja.

Kelp

Excelente fuente de calcio

Nombre científico: *Macrocystis pyrifera*
Saccharina japonica L
De dónde procede: todo el mundo
Estación del año: todo el año

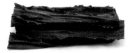

Propiedades

El alga *kelp*, también conocida como alga *kombu*, es una de las más consumidas mundialmente.

Aunque es una buena fuente de proteínas vegetales y fáciles de digerir, no es este atributo lo que la diferencia de otras algas. Su particularidad es que es muy rica en calcio (134 miligramos por taza) y también nos aporta una buena dosis de hierro y yodo. Otro aspecto a destacar es que su contenido en vitamina K, responsable de la coagulación de la sangre, es muy superior al del resto de las algas.

Una ración/taza de esta alga nos aporta 53 microgramos de vitamina K, mientras que el alga *wakame* nos aporta solamente 5 microgramos.

Se usa mucho para enriquecer sopas, cremas y cocidos, así como también se agrega a la cocción de cereales y legumbres para aumentar su digestibilidad.

En el siglo XIX, esta alga era especialmente conocida no por sus propiedades nutritivas, sino por la producción de bicarbonato sódico de sus cenizas.

Wakame

Alga superdigestible

Nombre científico: *Undaria pinnatifida*
De dónde procede: Japón
Estación del año: todo el año

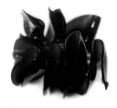

Propiedades

El alga *wakame* es un alga de color marrón, muy rica en minerales, baja en grasas y que aporta muy poquitas calorías.

Su contenido en aminoácidos es superior al del alga *kelp* y también es rica en minerales como el magnesio y el calcio, los dos cruciales para el buen estado de nuestra estructura ósea y muscular. También es rica en yodo, hierro y vitaminas K, A, D, E y B2. Además, igual que la variedad de alga *kelp*, el alga *wakame* contiene fucoxantinas, conocidas por mejorar la resistencia a la insulina y por inducir la metabolización y el uso de las grasas.

Su uso más habitual es para enriquecer sopas, cremas y cocidos, así como también se añade en la cocción de cereales y legumbres para aumentar su digestibilidad.

¿Sabías que debido a su rapidez en reproducirse esta alga está presente en la lista de las 100 especies exóticas invasivas más dañinas del planeta según la Unión Internacional para la Conservación de la Naturaleza?

Dulse

Delicioso sabor

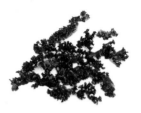

Nombre científico: *Palmaria palmata L*
De dónde procede: zonas costeras
del Atlántico Norte y del Pacífico
Estación del año: verano-principios de otoño

Propiedades

El alga dulse es una variedad de color rojizo que crece principalmente en el norte del océano Pacífico y del Atlántico. Está considerada una de las variedades de algas con mejor sabor, así que, juntamente con el alga nori, es de las más recomendadas para iniciarse en el consumo de estos superfoods marinos.

Característico de esta alga en particular es su contenido en vitamina C y antioxidantes de la familia de los carotenoides, como los betacarotenos, alfacarotenos, zeaxantina y luteína, todos ellos conocidos por promover una buena salud ocular y reducir el efecto de los radicales libres.

No necesita remojo antes de su consumo, así que es muy fácil agregarla a sopas, ensaladas y salsas para potenciar su sabor y aumentar su valor nutricional, y utilizarla como sustituto de la sal.

El alga dulse es especialmente rica en yodo, hierro y potasio, además de contener otros minerales como manganeso, calcio y cinc.

Setas

Las setas son un tipo de hongo que día tras día está acaparando más la atención de profesionales de la salud por sus grandes propiedades medicinales. Ricas en fibra y minerales y una de las muy pocas fuentes de vitamina D de origen no animal, las setas son agentes antibacterianos que fortalecen nuestro sistema inmunológico.

Es tanta la fiebre de su poder curativo que recientemente se están estudiando minuciosamente las propiedades de los hongos más utilizados en la medicina tradicional china.

Shiitake

El delicioso anticancerígeno

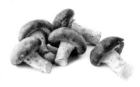

Nombre científico: *Lentinula edodes*
De dónde procede: China, Japón, Corea
Estación del año: primavera-verano

Propiedades

El *shiitake* posee un delicioso sabor y excepcionales beneficios para la salud. Seguido del champiñón, es la seta más cultivada del mundo; se utiliza mucho en la gastronomía asiática y es una de las principales fuentes de proteína de los asiáticos vegetarianos.

En el campo nutricional, son especialmente ricas en vitamina D, B, K, cobre, selenio, ácido pantoténico, hierro (en su sombrero) y cinc (en la parte del pie).

Las setas *shiitake* son especialmente conocidas por sus propiedades anticancerígenas debido a un polisacárido llamado lentinán. Además, tienen un efecto muy antiinflamatorio en el organismo y son un gran antibiótico y antivirus debido a su contenido en precursores del interfenón (una proteína que inhibe la réplica de virus). Su gran capacidad para estimular el sistema inmunológico hace que se use terapéuticamente en casos de desórdenes autoinmunológicos, fatiga crónica y enfermedades como el sida, herpes, alergias, cándida, fiebre y resfriados. También previene la coagulación plaquetaria y contribuye a la reducción del colesterol en sangre, lo que favorece la prevención de enfermedades cardiovasculares.

Las setas *shiitake* suelen encontrarse secas y deberán rehidratarse antes de cocinarlas. Si se quiere utilizar el *shiitake* a modo medicinal, siempre lo podemos encontrar en cápsulas o en extractos líquidos.

Según la medicina tradicional china, esta seta se usa para agilizar el flujo de la sangre, estimular la energía «yang» del cuerpo y curar las alteraciones de la parte inferior del organismo.

Reishi

La seta de la esperanza

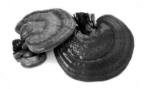

Nombre científico: *Ganoderma lucidum*
De dónde procede: zonas tropicales y templadas, Asia
Estación del año: primavera-verano

Propiedades

Con una historia médica de más de 4.000 años, el *reishi* es sin duda una de las especies más preciadas. Su consumo promueve la circulación sanguínea, regula el metabolismo y el sistema digestivo, combate la fatiga, aumenta el estado de alerta y ayuda a dormir y a descansar mejor. Además, fortalece el sistema inmunológico de tal manera que las células T son capaces de luchar contra células cancerígenas de forma más efectiva, siendo la seta *reishi* uno de los alimentos anticancerígenos por excelencia.

Aparte de combatir las células cancerígenas, el *reishi* ayuda con el tratamiento de las enfermedades cardiovasculares, pues reduce la presión arterial y los niveles de azúcar en sangre, así como el colesterol. Además, rebaja la inflamación y previene alergias como antihistamínico natural que es. Pero, seguramente, lo más destacable de esta seta sea su capacidad adaptogénica, su importantísimo rol en normalizar y estabilizar el organismo en general, ayudando al cuerpo a adaptarse a diferentes condiciones, al estrés y a mantenerse en equilibrio.

De las seis variedades de *reishi*, la más potente en el campo médico es el *reishi* rojo. Su consumo más tradicional es en forma de té o en elixires, o como ingrediente para condimentar algún plato. Actualmente, también se puede encontrar en cápsulas.

En China lo llaman «hierba de la potencia espiritual», pero también se la conoce como la seta de la esperanza, la planta inmortal o el elixir de la inmortalidad.

Chaga

El hongo anti-todo-lo-malo

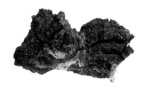

Nombre científico: *Inonotus obliquus*
De dónde procede: Rusia, Corea, este y norte
de Europa, Carolina del Norte (Estados Unidos) y Canadá
Estación del año: épocas más húmedas

Propiedades

La chaga es un hongo parásito que vive de los abedules en muchas regiones del hemisferio norte, donde ha formado parte de la medicina tradicional desde hace muchos siglos.

Más de 1.500 estudios científicos han probado que la chaga es uno de los ingredientes con más agentes antitumorales que se pueden encontrar en la naturaleza. Nos ofrece 215 fitonutrientes diferentes con efectos antioxidantes, inmunoestimuladores, anticancerígenos y antiinflamatorios. En definitiva, la chaga es «anti-todo-lo-malo».

Comparada con otras setas medicinales, la chaga contiene de 25 a 50 veces más superóxido dismutasa, uno de los antioxidantes más potentes en la naturaleza. Además, también ha demostrado aumentar un 300% la actividad de las células NK *(natural killers)*, unos linfocitos que bloquean la proliferación de células cancerígenas y microbacteriales.

De forma tradicional, se toma en infusión, aunque actualmente también se puede encontrar en cápsulas o extractos líquidos.

¿Sabías que a esta curiosa seta se la llama también nariz de carbón? Crece en el tronco de los abedules y tiene aspecto de carbón quemado

Hierbas y especias

Las hierbas y especias han formado parte durante siglos de la sabiduría popular y de la medicina natural. Su gran poder antiinflamatorio las incluye dentro de la categoría de superfoods, puesto que la inflamación se considera un factor clave en el desarrollo de las enfermedades cardiovasculares, cáncer, artritis y otras condiciones médicas muy presentes en la población actual.

También tienen un gran valor antioxidante, lo que nos ayuda a combatir el efecto destructor de los radicales libres. Además, son una excelente, si no la mejor, manera de potenciar el sabor de nuestras recetas. ¿Quién dijo que comer sano es aburrido? Estos superfoods son claves para disfrutar de un sinfín de sabores en nuestro plato.

Té *matcha*

El té rejuvenecedor

Nombre original: *del japonés, significa té verde en polvo*
De dónde procede: Japón
Estación del año: primavera-verano

Propiedades

¿Qué será lo que tiene el té *matcha* que no tengan los demás? Pues que es un potente superfood antioxidante. A diferencia de los otros tés, de los que se toman sus propiedades mediante infusión, con el té *matcha* estamos consumiendo la hoja molida en polvo finito disuelto en agua y, por lo tanto, nos aporta más nutrientes y antioxidantes.

Su contenido en sustancias antioxidantes es seis veces mayor que el de las bayas de goji, y su contenido en clorofila es cinco veces mayor que el del té regular. El contenido en cafeína es casi un tercio menos que el del café.

El té *matcha* se puede tomar como bebida o también utilizar como ingrediente para agregar a los batidos, zumos, aperitivos y postres.

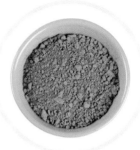

El té matcha *contiene un aminoácido único llamado L-teanina, que promueve la relajación y disminuye la ansiedad a la vez que nos aporta energía y despierta la mente.*

Moringa
La nutrición completa

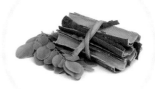

Nombre científico: *Moringa oleifera / Moringa stenopetala*
De dónde procede: India, África y Sudamérica
Estación del año: estación húmeda

Propiedades
Árbol original de la India utilizado no solo por su alto valor nutricional, sino por sus propiedades curativas conocidas en la medicina ayurvédica. Tradicionalmente, se plantaba este árbol cerca de los cementerios para ahuyentar a las hienas, y sus bayas se convertían en amuletos contra la brujería.

Este árbol es un superfood en su totalidad; todas sus partes, hojas, tronco, semillas, bayas pueden ser consumidas. Esta planta con efecto alcalinizante dentro del organismo es alta en betacaroteno, niacina y vitamina E; tiene siete veces más vitamina C que las naranjas, cuatro veces más calcio que la leche, cuatro veces más vitamina A que las zanahorias y tres veces más potasio que los plátanos. Algo extraordinario que destacar y nada común en el resto de las plantas es que las hojas de moringa contienen todos los aminoácidos esenciales.

El consumo regular de moringa nos ayuda a prevenir deficiencias nutricionales y se ha comprobado que incrementa la producción de leche en madres lactantes. Y debido a su contenido en los aminoácidos arginina e histidina es especialmente recomendable para niños que no son capaces de producir suficiente proteína para su crecimiento.

La forma más habitual de su consumo es como complemento en cápsulas o tés, pero también es cierto que cuando podemos encontrarlo en su estado fresco, sus semillas se comen como el resto de los frutos secos; su raíz, como si de un rábano se tratara, y sus hojas se pueden utilizar como verde en la ensalada, en los batidos y zumos o como especia en platos elaborados.

Su elevado contenido en vitaminas, minerales, ácidos grasos y aminoácidos lo hacen un superfood completo para fortalecer el sistema inmunológico y regenerar las mucosas y la piel, dejándonos mostrar un rostro más limpio, una piel más fina y un cabello y unas uñas más sanos y fuertes.

Cúrcuma

El ibuprofeno natural

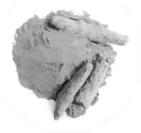

Nombre científico: *Curcuma longa*
De dónde procede: India
Estación del año: otoño-invierno

Propiedades

La inflamación es la epidemia más común entre la sociedad actual y es la causa de la degeneración de nuestras células. De aquí viene la importancia de seguir una alimentación y un estilo de vida antiinflamatorios. La cúrcuma es una raíz con un poder antiinflamatorio tan potente como el ibuprofeno, con la diferencia de que no nos deja ningún residuo tóxico ni efectos secundarios.

La curcumina, el pigmento principal que le da el color amarillo-anaranjado, le otorga sus propiedades antiinflamatorias, antioxidantes y estabilizadoras de los niveles de azúcar en sangre.

También es conocida por sus propiedades protectoras cardiovasculares, hepáticas, digestivas y anticancerígenas. Mejora el flujo de la sangre, lo que reduce la inflamación del cerebro, potencia una capacidad de cognición más aguda y nos protege contra demencias, alzhéimer, párkinson y otros trastornos neurodegenerativos. A nivel tópico, acelera la cicatrización de heridas y quemaduras y reduce los síntomas de afecciones de la piel como la psoriasis y el eccema.

La cúrcuma es uno de los ingredientes principales del curry; es muy buena para condimentar platos y es muy recomendable agregarla a zumos y batidos, ya sea media cucharadita en polvo o un trocito de raíz exprimida o batida con el resto de los ingredientes.

La raíz de esta planta nos ofrece vitamina C, B3, hierro, cinc, selenio y manganeso.

Jengibre

La Biodramina natural

Nombre científico: *Zingiber officinale*
De dónde procede: este de Asia
Estación del año: otoño

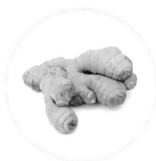

Propiedades

El jengibre es otra raíz con gran poder antioxidante y antiinflamatorio. De forma salvaje crece en muchas islas y países del Caribe, aunque sus principales productores son Jamaica y países de Asia como la India, Tailandia, Japón, Filipinas y Sri Lanka.

Esta raíz amarilla es una muy buena fuente de vitaminas A, C, B1, B2 y B6, y de minerales como potasio, calcio, manganeso, fósforo y hierro. Además, contiene aceites esenciales, el más destacado el gingerol, que le otorgan un sabor y aroma muy fuertes y picantes con propiedades antisépticas y antiinflamatorias.

El jengibre es un remedio idóneo para el dolor de garganta, los resfriados, la gripe y la tos expectorante. También es conocido por su efecto antiemético y por reducir la sensación de náuseas, mareo y vértigo, por eso se le llama la Biodramina natural.

Sus propiedades digestivas derivan de su capacidad de estimulación del páncreas a producir enzimas digestivos (lipasas). Y muchos estudios han demostrado su capacidad anticancerígena al inhibir la proliferación de células tumorales, sobre todo en casos de cáncer de ovario e intestino.

Es ideal para tomarlo en infusiones, agregar un trocito de raíz al extractor de zumos o batidora, para condimentar platos principales y para elaborar postres un tanto picantitos. Debido a su fuerte sabor, es aconsejable empezar por agregar solo un trocito como la uña del dedo pulgar a los zumos y batidos e ir incrementando la cantidad poquito a poco.

Sea donde sea, el jengibre es un ingrediente muy recomendable, pues nos aleja de la depresión y potencia el buen humor, ya que estimula los receptores de la serotonina, conocida como la «hormona de la felicidad».

Áloe vera

Cura-sana por dentro y por fuera

Nombre científico: *Aloe vera*
De dónde procede: regiones subtropicales, templadas y desérticas, incluido el Mediterráneo
Estación del año: primavera, verano, otoño

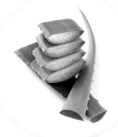

Propiedades

Esta planta milagrosa, ya descubierta por los egipcios, se utiliza como loción corporal, para cicatrizar heridas y quemaduras y para suavizar alteraciones de la piel como irritaciones, acné y eccemas. Pero su uso va más allá de la vía tópica: a nivel interno tiene un efecto muy alcalinizante en el organismo y nos aporta propiedades antiinflamatorias y anticancerígenas, sobre todo a nivel digestivo. El áloe vera protege las paredes intestinales debido a su contenido en mucílagos, que cicatrizan y curan las úlceras digestivas, suavizan los síntomas de colon irritable y nos ayudan a regular el tránsito intestinal. También hay estudios que relacionan su colaboración en la reducción de los niveles de azúcar, colesterol y triglicéridos en sangre.

Su gel puede tomarse en forma de zumo o incluso se puede agregar su gelatina a los batidos o ensaladas. También se puede encontrar en cápsulas de forma deshidratada.

Para obtener un efecto laxante, lo que se utiliza del áloe es su látex, la parte amarilla que se encuentra por encima del gel y debajo de la cáscara verde. Este látex, conocido con el nombre de acíbar, se comercializa en cápsulas o pastillas.

El áloe vera ha sido catalogado como superfood después de haber encontrado en él más de 75 componentes medicinales (esteroides, agentes antibióticos, aminoácidos, minerales y enzimas).

Estevia

El tesoro para diabéticos

Nombre científico: *Stevia rebaudiana bertoni*
De dónde procede: América del Sur
Estación del año: todo el año

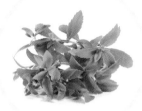

Propiedades

Esta planta, que pertenece a la familia de los girasoles, se está cultivando y comercializando cada vez más como el endulzante natural alternativo al azúcar refinado y los edulcorantes artificiales. Este superfood no nos aporta calorías, es hasta 300 veces más dulce que el azúcar convencional y posee infinidad de propiedades curativas.

El uso de esta planta milenaria tiene historia con intereses económicos recientes. Visto su gran potencial, la industria alimentaria y farmacéutica ha luchado por la prohibición de su comercialización, e incluso en Estados Unidos fue prohibida durante un tiempo bajo la presión de una compañía de edulcorantes artificiales, NutraSweet.

Explicado de modo muy simplificado, los compuestos glucosídicos de la estevia (los que le dan el sabor dulce a la planta) no son absorbidos en la sangre y llegan intactos hasta los intestinos, donde son alimento para nuestra flora intestinal. Esto hace que los niveles de glucosa en sangre no suban y que la estevia sea el edulcorante perfecto para diabéticos, personas con sobrepeso y para aquellos que tiene sobrecrecimiento de cándida.

La mejor manera para consumirla es tomar en infusión sus hojas, en polvo o en su extracto líquido verde. El hecho de ser tan verde y tener un sabor tan fuerte que recuerda al regaliz ha hecho que la industria alimentaria refinara el producto transformándolo en líquido transparente y polvo blanco. Esta opción, obviamente, no mantiene las mismas cualidades nutricionales porque pierde la clorofila y gran parte de los minerales, pero aun así se considera una alternativa mejor al azúcar refinado.

Aparte de ser conocida como edulcorante natural, también se le atribuyen propiedades antiinflamatorias que pueden ser la razón de su efecto modulador de la presión arterial, y propiedades antioxidantes que pueden ayudar a reducir el estrés oxidativo y prevenir el daño en el hígado y los riñones.

Ortiga

El superfood que pica

Nombre científico: *Urtica dioica*
De dónde procede: norte de Europa
Estación del año: todo el año

Propiedades

Esta planta invasiva y urticante ya fue utilizada durante muchos siglos por los antiguos griegos y romanos como fuente de alimento, medicina y tejido para ropa.

La ortiga suele considerarse mala hierba en los parques y jardines; además, no tiene demasiada buena reputación por producir urticaria si la rozamos con la piel. Esta picazón aparece al entrar en contacto con una especie de pelitos que se encuentran en el tronco y debajo de las hojas, que contienen ácido fórmico, la misma sustancia química que se encuentra en las picaduras de abeja.

Nutricionalmente, las hojas de ortiga son ricas en hierro, calcio, potasio y vitaminas C y A. La raíz es especialmente conocida por incrementar los niveles de testosterona, lo que incrementa el crecimiento de músculos, el funcionamiento cerebral y la actividad sexual. Las semillas son un buen tónico para los riñones y las glándulas suprarrenales. Las hojas de ortiga pueden prepararse al vapor, hervidas o batidas para eliminar la urticaria y se pueden consumir como si de vegetales de hoja verde se tratara. También se pueden utilizar para preparar tés y tónicos.

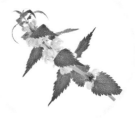

La ortiga también se utiliza para tratar la artritis, la anemia, el reumatismo, la fatiga, la pérdida de cabello, los desequilibrios menstruales y las alteraciones de la piel.

Misceláneos

Y en este apartado agrupamos algunos superfoods
con orígenes variopintos, pero que no podemos dejar
de mencionar por su gran poder antioxidante, probiótico,
depurativo, antiséptico y nutritivo.

En esta sección encontraremos un sinfín de nuevos
alimentos que nos ofrece la tierra y de los que poco
a poco vamos conociendo sus propiedades medicinales
en nuestro organismo. Elementos que nunca hubiéramos
creído comestibles, como el carbón o el agua de mar,
y que nos aportan una infinidad de beneficios.

Kombucha

El refresco de los sanos

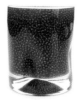

Nombre científico: *Medusomyces gisevi*
(colonia de microorganismos)
De dónde procede: Rusia, China, Japón
Estación del año: todo el año. Mejor bajo temperatura
de 20-25°C

Propiedades

El té *kombucha* es una bebida elaborada a partir de té endulzado
que ha sido fermentado por una colonia simbiótica de bacterias
y levaduras llamadas SCOBY *(Symbiotic Culture Of Bacteria and
Yeast)*.

Durante el proceso de fermentación, además de todas las bacterias probióticas, obtenemos vitaminas (sobre todo del grupo B y
C), aminoácidos, enzimas y ácidos orgánicos beneficiosos para la
salud, como el glucorónico (de gran poder detox), el láctico (ayuda
a la digestión y mejora la circulación sanguínea) y el acético (antibiótico natural). Debido a la fermentación de los azúcares también
encontramos en el *kombucha* pequeñas cantidades de alcohol.

La medicina tradicional china lo ha utilizado durante más de dos
milenios por sus propiedades depurativas, antioxidantes, energéticas y reconstituyentes del sistema inmunológico. Y aunque
no hay mucha evidencia científica sobre ello, sí la hay experimental proveniente de personas que lo han estado tomando durante
años, que destacan mejora en problemas digestivos y en el tránsito intestinal, aumento de los niveles de energía, fortalecimiento
del sistema inmunológico, eliminación de alergias y mejora de
infecciones recurrentes como la candidiasis. Disminuye los síntomas premenstruales, normaliza la presión arterial, combate
la artritis y disminuye el dolor de articulaciones. Incluso tópicamente, mejora problemas de la piel y sirve para aclarar el cabello
y fortalecer el cuero cabelludo.

Podemos tomar el té *kombucha* como bebida refrescante o té digestivo después de las comidas.

*Su particular y efervescente
sabor nos recuerda
desde el vinagre de manzana
hasta alguna variedad
de champán, según el tipo
de té.*

Plancton marino

El alimento primario

Nombre original: *del griego* plagktós, *«errantes»*
De dónde procede: mares y océanos
Estación del año: todo el año

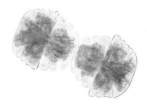

Propiedades

Fitoplancton es el nombre genérico que se le da a un alga microscópica y unicelular que vive en la mayoría de las aguas del mundo. Esta microalga es la responsable de más de la mitad de la actividad fotosintética del planeta y juega un rol crucial en el suministro de oxígeno de la atmósfera. Se estima que el fitoplancton produce más oxígeno que todos los bosques del mundo combinados. Además, es el alimento principal de muchas especies marinas, entre ellas el mamífero más grande del mundo, la ballena azul.

Este superfood se utiliza como agente depurativo y alcalinizante, para reforzar el sistema inmunológico, para promover una digestión saludable y para perder peso.

El plancton marino es un alga de agua salada que tiene altas propiedades antivirales, antiinflamatorias, antibacterianas y antifúngicas. Digestible al 100% y biodisponible, nos aporta un rapidísimo chute de energía y una mejora demostrable del rendimiento físico, que no es de extrañar debido a su fabulosa composición química. El plancton es un alimento rico en proteínas (contiene los nueve aminoácidos esenciales), clorofila, vitaminas (A, B1, B2, B3, B5, B6, C y D), minerales, antioxidantes, polisacáridos, ácidos grasos omega-3 y 6, sulfuro y nucleótidos ADN y ARN, que energizan el cuerpo a nivel celular.

Su forma más habitual es en polvo o gotas sublinguales. Esta última opción es la que tiene un mayor grado de absorción. La dosis diaria recomendada puede variar, pero es bueno hacer una introducción progresiva: empezar tomando de una a tres gotas o ⅓ de cucharadita en polvo y, si se tolera bien, podemos ampliar a dos a tres gotas o una cucharadita entera.

Agua de mar

Origen de la vida

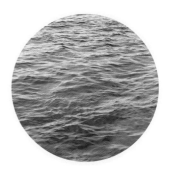

Propiedades

Todos sabemos que bañarnos en el mar tiene un efecto muy curativo para el organismo. Pero ¿te has parado a pensar en el efecto medicinal que puede aportar beberla o cocinar con ella?

El agua de mar tiene una composición similar a la de nuestro plasma sanguíneo. Contiene los mismos 84 elementos que se encuentran en el cuerpo humano y con una estructura fácilmente asimilable. Esto incluye vitaminas, sales minerales y aminoácidos, además de ser altamente alcalinizante y rica en microorganismos con efecto antiséptico.

Sus usos medicinales son interminables: desinfecta las afecciones bucales, es laxante, combate la acidez de estómago, desinfecta las heridas, ayuda a calmar el apetito y con ello a regular el peso... Dicen los expertos, como Mariano Arnal, que al tomarla todas nuestras células recuperan la vida cuando están enfermas.

La dosis mínima recomendada es de 30 ml. Se puede tomar directamente o mezclada con agua dulce (proporción: 1 parte de agua de mar / 3 partes de agua dulce), e incluso para suavizar su potente sabor le podemos agregar zumo de limón.

No hace falta que la compremos embotellada si vivimos junto al mar. Solo debemos asegurarnos de que no hay ningún desagüe cerca o de que no se encuentre en la desembocadura de un río, donde la mezcla de agua dulce y salada rebajaría la concentración de sales minerales. Su salinidad, cuatro veces más alta que la nuestra, hace imposible la supervivencia de patógenos humanos. La recogeremos en bidones bien limpios, donde la dejaremos reposar para que la arena sedimente, y la decantaremos de nuevo en otro contenedor o botella.

Tomaremos el agua de mar con el agua con limón en ayunas todas las mañanas.

El agua de mar es el agua más mineral de todas; contiene todos los minerales de la tabla periódica y los oligoelementos que nuestro cuerpo necesita y que dieron origen a la vida.

Levadura nutricional

El enriquecedor dorado

Nombre científico: *Saccharomyces cerevisiae*
De dónde procede: todo el mundo
Estación del año: todo el año

Propiedades

Ante la confusión que puedan provocar tantas levaduras comestibles, quiero aclarar que la levadura nutricional es una forma inactiva de levadura que se utiliza principalmente como alimento enriquecedor; es de un color dorado, se encuentra en forma de copos y tiene un sabor y una textura que recuerdan al queso.

A diferencia de la levadura de cerveza, la nutricional es una levadura inactiva que se produce con el fin exclusivo de ser un complemento nutricional; no es residuo de ningún proceso de elaboración de productos o bebidas fermentadas. Su fabricación es a partir de las melazas de azúcar de caña o de remolacha que se fermentan y pasteurizan a elevadas temperaturas. Su forma inactiva la hace segura para tomar en casos de cándida o sensibilidad a otros tipos de levaduras.

Este superfood es un muy buen aliado para reparar y construir masa muscular, ya que contiene más de 16 aminoácidos diferentes, incluyendo todos los esenciales.

Utilízala para enriquecer todos tus platos, desde cremas, sopas, ensaladas, verduras al horno o postres, y para crear tus propios quesos veganos.

Este superfood es una buena fuente de fibra y nos ayuda a mantener una piel, mucosas, uñas y pelo fuertes y brillantes por su alto contenido en vitaminas del grupo B y minerales como el cinc, el magnesio, el manganeso y el cobre, todos ellos elementos con propiedades embellecedoras.

Carbón activado

Magia negra

De dónde procede: todo el mundo
Estación del año: todo el año

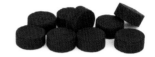

Propiedades

¿Quieres conocer el nuevo remedio natural para depurar el organismo? Te presento el carbón activado, sí, sí, carbón. Este superfood se elabora con la producción de cenizas de madera u otros productos vegetales, sometiéndolos a altas temperaturas y en contacto con un gas oxigenador, lo que provoca la formación de poros en sus paredes.

Se trata de una sustancia muy alcalinizante cargada de iones negativos que atraen las cargas positivas de las toxinas, creando así enlaces y arrastrándolas hasta expulsarlas del cuerpo a través del sistema digestivo. Se utiliza mucho en casos de intoxicación o envenenamiento para limpiar los intestinos, pero también para liberar el colon de otras sustancias nocivas, aliviar los gases y la hinchazón de estómago y frenar diarreas.

También se está estudiando su capacidad antiséptica y algunos estudios han reportado su efectividad en combatir infecciones urinarias como las cándidas.

El carbón activado es uno de los blanqueadores de dientes natural más efectivo. Solo se tiene que poner un poco de pasta en el cepillo de dientes, espolvorearla con el carbón activado en polvo y regarla con unas gotas de agua y a cepillarse los dientes como lo haríamos normalmente. También ayuda a combatir la placa dental.

El carbón activado se puede encontrar en herboristerías y/o tiendas de dietética y se toma 2 horas antes o después de las comidas; dos cápsulas normalmente. El estómago debe estar vacío.

Recetas superfoods

Introducir superfoods en la arquitectura y composición de nuestros platos cotidianos es un pequeño gesto con un gran impacto en nuestra salud.

Elaborar nuestros platos con estos alimentos nos da la increíble sensación de saber que nos esperan un día y una vida llenos de vitalidad, buen estado emocional, energía, alegría y optimismo.

A continuación, te presento 70 recetas deliciosas, muy nutritivas y fáciles de preparar inspiradas en mi día a día y en la carta de viajes alrededor del mundo.

Todos los ingredientes subrayados son superfoods. Verás que he creado un *hashtag* (#) para cada receta. Anímate a compartir las tuyas etiquetándolas con el *hashtag* correspondiente y #superfoodscz.

Y si quieres conseguir una receta sorpresa, busca la contraseña en este libro e introdúcela en http://superfoodscarlazaplana.com/

¡Mucha suerte!

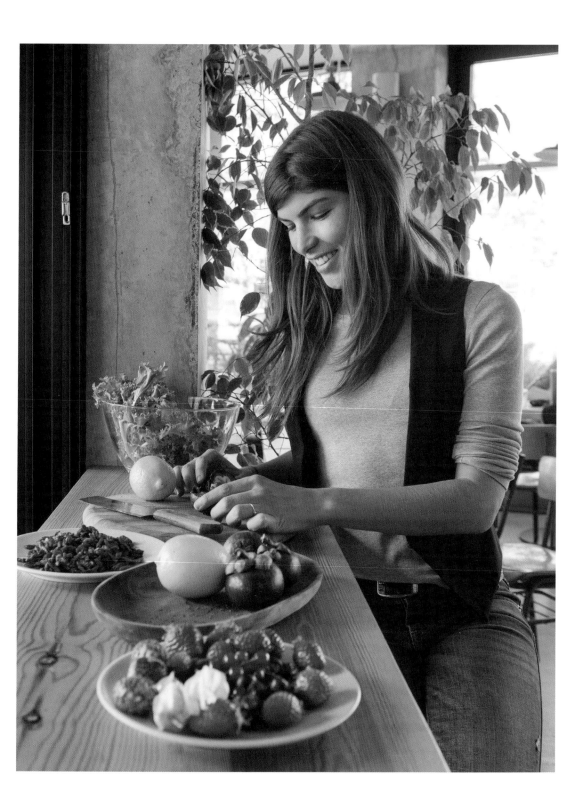

Desayunos

Yogur de anacardos con arándanos y lúcuma

#yogurcz

Ingredientes (4 personas)

250 g de anacardos
   (remojados durante 4 horas)
5 dátiles medjool deshuesados
250 ml de agua
el zumo de 1 limón

Para decorar

8 cucharadas de arándanos
4 cucharaditas de lúcuma
4 cucharaditas de nibs de cacao
   crudo

Utensilios necesarios

Batidora, espátula y tarro
de cristal

Preparación

🕐 4 h remojo + 10 min preparación + 12 h fermentación

▯ 2-3 días en la nevera

○ fácil ⊗ normal ○ difícil

Tritura todos los ingredientes con una batidora potente para que quede una crema bien fina.

Guarda la crema en un tarro de cristal tapado con un trapito que la deje respirar y déjala fermentar entre 6 y 12 horas, según nos guste el yogur más o menos ácido. A mayor tiempo de fermentación, mayor acidez.

Transcurrido el tiempo de fermentación, ya tienes una base de yogur para consumirlo o guardarlo en la nevera en un frasco de cristal tapado. El frío interrumpe el proceso de fermentación.

Para terminar, sirve el yogur en cuatro vasitos decorados con dos cucharadas de arándanos frescos, una cucharadita de lúcuma en polvo y una de nibs de cacao en cada vasito.

Consejo

– El tiempo de remojo recomendado para los frutos secos tiene varias funciones:
  · Activar y potenciar sus nutrientes.
  · Eliminar de su superficie unos enzimas protectores del fruto que dificultan su absorción a través de nuestro sistema digestivo.
  · El remojo inicia un proceso de germinación que hace que el fruto seco sea más digestivo.
– Otra forma de presentar el yogur es convertir los arándanos en una mermelada. Tritura todos los arándanos hasta obtener una textura cremosa.

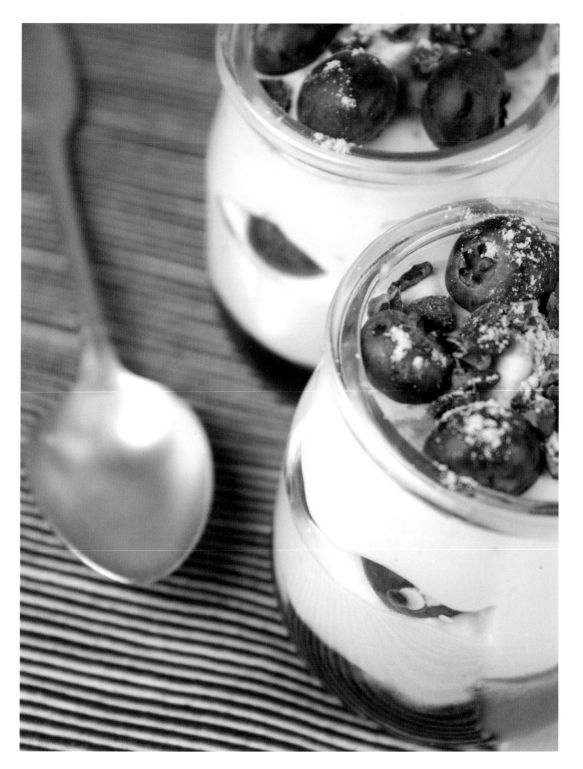

Bebida merengada

#bmerengadacz

Ingredientes (4 personas)

300 g de almendras crudas
  (remojadas durante 6 horas)
5 dátiles medjool deshuesados
700 ml de agua
la ralladura de 1 limón
1 cucharada de canela en polvo
4 cucharaditas de lúcuma
4 cucharaditas de maca

Utensilios necesarios

Batidora y bolsa para colar leches
vegetales o colador muy fino

Preparación

🕐	6 h remojo + 10 min preparación
📷	2 días en la nevera
⊗ fácil	◯ normal ◯ difícil

Con una batidora, tritura las almendras (no hace falta pelarlas) con el agua durante 1 minuto.

Seguidamente, cuela la preparación en una bolsa especial para leches vegetales o en un colador muy fino. Así se separa la pulpa para obtener una fina leche de almendras.

Bate la leche obtenida con el resto de los ingredientes y guárdala en una botella de cristal durante unas horas en el frigorífico para servirla bien fresquita.

Beneficios

— Esta aromática bebida es un gran reconstituyente para comenzar el día. Convierte cualquier desayuno o merienda en un momento de gran placer. Nos aporta calcio y vitamina B3.
Es vigorizante, antiinflamatoria, antioxidante y potencia nuestra resistencia física y mental.

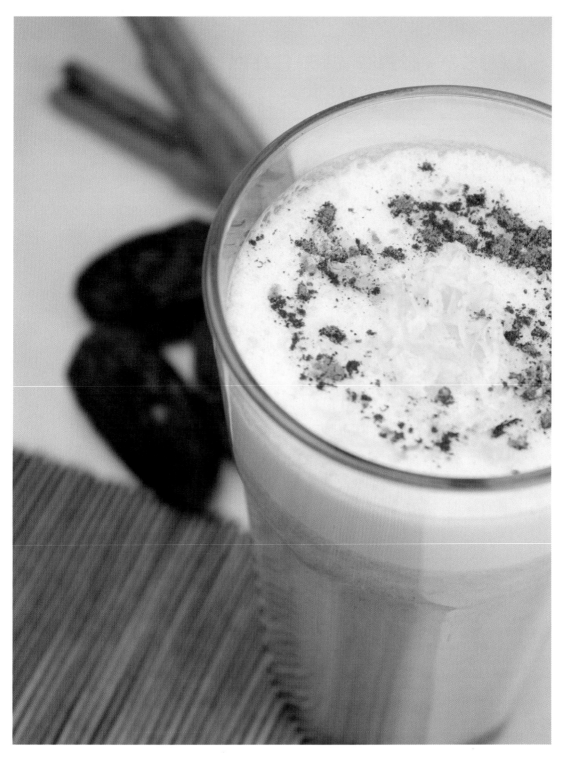

Desayuno de cereales para un superdía

#superdiacz

Ingredientes (1 persona)

150 ml de leche de almendras
50 g de copos de avena
1 cucharada de semillas de girasol
2 cucharadas de frambuesas
1 cucharada de semillas
    de cáñamo
1 cucharada de semillas de chía
1 cucharada de acai

Utensilios necesarios

Bol de cereales

Preparación

🕐 10 min preparación

❄ 2 días en la nevera

⊗ fácil   ○ normal   ○ difícil

Mezcla las semillas de chía y los copos de avena con la leche de almendras y deja reposar la preparación entre 15 y 20 minutos para que se reblandezca y sea más digestiva.

Agrega el resto de los ingredientes a la preparación y ya puedes comer este buen chute de energía.

Beneficios

−La avena te dará energía durante toda la mañana y el cáñamo y la chía, considerados alimentos de guerreros, te aportarán una buena dosis de proteínas y ácidos grasos omega-3. La maca, la lúcuma o la levadura nutricional son también muy buenas opciones para empezar el día y aportar un sabor muy agradable al bol de cereales.
−Es un buen desayuno para coger fuerzas si te espera un día repleto de actividades o para recuperarte después de un buen entrenamiento a primera hora de la mañana.

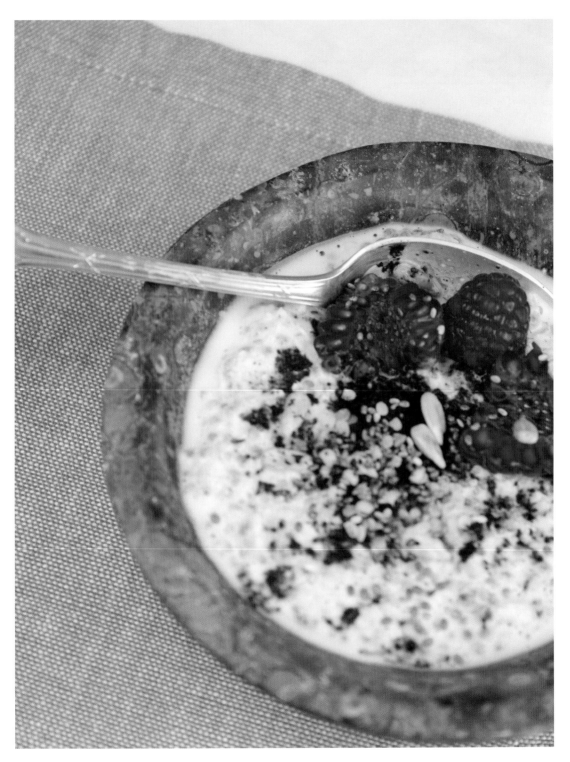

Granola

#granolacz

Ingredientes (4 personas)

½ kg de copos de avena
150 g de nueces pecanas
3 cucharadas de semillas de lino
3 cucharadas de semillas de chía
50 g de arándanos secos
50 g de pasas
50 g de azúcar de coco
1 cucharada de aceite
    de coco líquido
1 cucharada de vainilla en polvo
1 cucharada de canela en polvo
1 cucharada de polen de abeja

Utensilios necesarios

Horno, bandeja para horno, papel vegetal, espátula, dos boles de cristal y frasco grande de cristal hermético

Preparación

🕐 10 min preparación + 50 - 60 min horneado

📱 durante meses en un frasco de cristal hermético

○ fácil ⊗ normal ○ difícil

Precalienta el horno a 100 °C y prepara una bandeja con papel vegetal.

Primero, mezcla en un bol grande la avena, las nueces, las semillas y las pasas. Reserva los arándanos deshidratados.

Después, mezcla bien en otro bol más pequeño el aceite de coco, el azúcar de coco, la vainilla y la canela. A continuación, agrega esta preparación líquida al bol grande.

Remueve para que todos los ingredientes queden bien impregnados. Vierte y esparce la mezcla en la bandeja e introdúcela en el horno durante 30 minutos.

Transcurrido este tiempo, saca la bandeja del horno y, con una espátula, remueve la granola y vuélvela a esparcir. Introdúcela de nuevo en el horno entre 20 y 30 minutos más.

Luego, saca la granola del horno y déjala enfriar. Mezcla por último los arándanos deshidratados y el polen de abeja.

Consejo

- El secreto de toda granola es que quede bien crujiente sin quemarse; para ello, hornéala durante más tiempo a menos grados para que se vaya dorando y tostando delicadamente y poquito a poco. Si el olor que desprende al prepararla te gusta, espera a probarla.
- Está riquísima tomada con leche, yogures vegetales o batido verde. Además, estos aportan hidratación a esta mezcla largamente horneada y el uso de copos de avena la hace más ligera en grasas.
- Prepara una gran cantidad de granola para almacenar. Te permitirá tener siempre a tu disposición algo para picar o un *booster* de energía saludable y facilitará la preparación de tus desayunos.
- Un batido verde que combina deliciosamente se hace con plátano, espinacas, leche de almendras y canela.

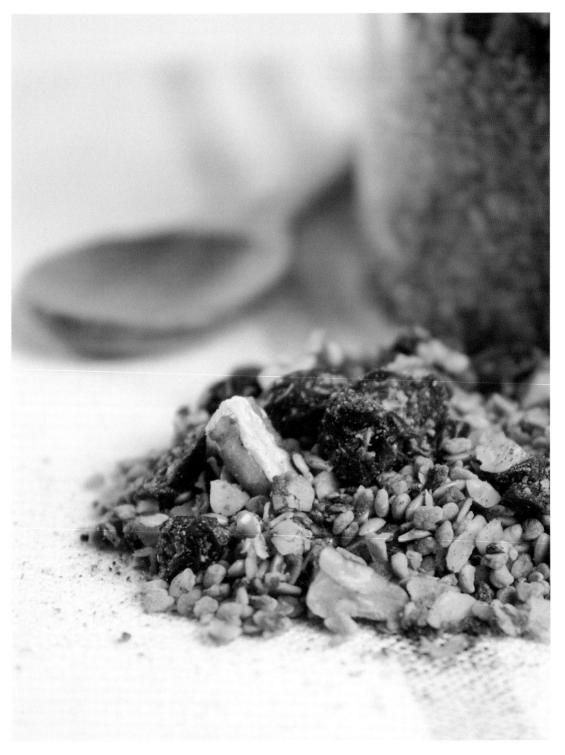

Mermelada de moras

#mermeladacz

Ingredientes
(400 g de mermelada)
200 g de moras
5 cucharadas de semillas de chía
250 ml de zumo de manzana
2 cucharadas de zumo de limón
6 cucharadas de jarabe de arce
1 cucharada de acai

Utensilios necesarios
Bol de cristal, espátula y frasco pequeño de cristal hermético

Preparación

🕐 10 min preparación + 30 min reposo + 20 min reposo antes de servir

🗄 2 días en la nevera

⊗ fácil ○ normal ○ difícil

Tritura las moras hasta convertirlas en una textura cremosa.

Mezcla las moras con el zumo de manzana, el limón, el jarabe de arce y el acai.

A continuación, vierte y mezcla bien las semillas de chía a esta preparación líquida y déjala reposar unos 30 minutos hasta que la chía extraiga su mucílago en forma de gel. Puedes agregar más o menos semillas de chía dependiendo de si quieres una mermelada más o menos líquida.

Remuévelo todo con una espátula para recuperar una textura homogénea.

Vuelve a dejar reposar unos 20 minutos la mezcla y remuévela de nuevo antes de servirla. Con ella puedes enriquecer pan de cereales, tostaditas sin gluten, yogur y gran variedad de postres.

Beneficios
– Esta mermelada, que se elabora sin cocción, mantiene al máximo los nutrientes de las moras; además, es muy baja en calorías e índice glucémico en sangre y de gran ayuda si necesitas empezar el día con un suave efecto laxante. Las moras son un superfood altamente antioxidante.

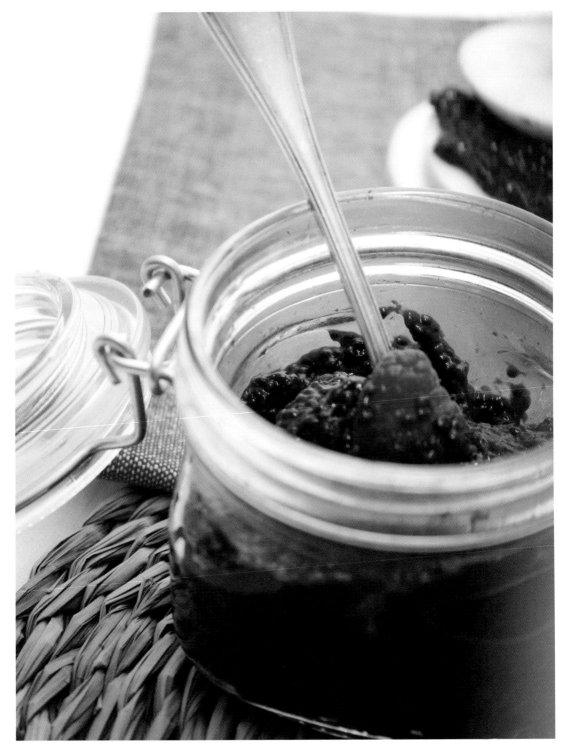

Barritas superfuel

#superfuelcz

Ingredientes (7 barritas)

100 g de dátiles
50 g de orejones
30 g de arándanos secos
40 g de almendras
1 cucharada de semillas
    de sésamo
1 cucharada de semillas de chía
2 cucharadas de maca en polvo
3 cucharadas de copos de avena

Utensilios necesarios

Batidora o robot o picadora,
una espátula y papel vegetal

Preparación

🕐 10 min preparación + 30 min reposo en nevera

📱 varias semanas

◯ fácil   ⊗ normal   ◯ difícil

En una picadora, robot de cocina o batidora dispón los dátiles, los arándanos secos, los orejones, la mitad de las almendras y las semillas de sésamo. Tritúralo todo hasta que quede una masa homogénea.

Vierte la mezcla en un recipiente y agrégale la avena, el resto de las almendras troceadas con un cuchillo, las semillas de chía y la maca en polvo. Remuévelo todo con la ayuda de una espátula hasta que todos los ingredientes se integren.

Coloca la pasta obtenida sobre papel vegetal (o film transparente), cúbrela con otro papel vegetal y, con la ayuda de las manos o de un rodillo, estira la masa hasta que tenga un centímetro de grosor. Deja la masa en reposo como mínimo 2 horas.

Transcurrido este tiempo, retira el papel vegetal y corta las barritas dándoles la forma que más te guste.

Consejo

– Sobre la misma base de dátil y fruto seco, que es la que da consistencia a la barrita, ve probando diferentes ingredientes y sabores según tu preferencia (pistachos, avellanas, nueces pecanas, semillas de girasol). Superfoods como el cacao, la lúcuma, la levadura nutricional, las semillas de cáñamo o la espirulina son ideales para tomar en barritas.
– Esta es una receta para tener siempre lista en la nevera y de la que poder echar mano cuando vamos a salir y necesitamos llevarnos algo fácil y nutritivo para comer.

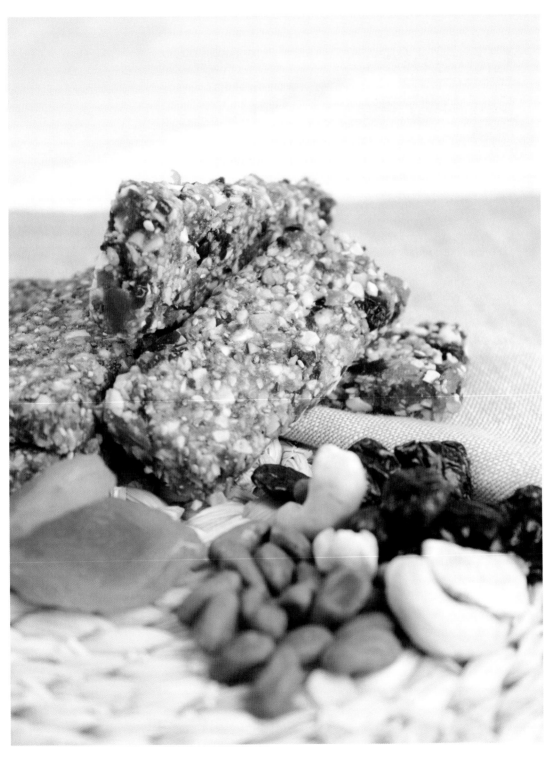

Cereales
de bayas de goji

#cerealgojicz

Ingredientes (2 personas)

400 ml de leche de almendras
(ver receta en pág. 182)
2 cucharadas de bayas de goji
6 cucharadas de trigo sarraceno
germinado y deshidratado
4 higos
1 cucharadita de canela
1 cucharada de ralladura
de limón

Utensilios necesarios

Cuchara y boles

Preparación

🕐 15 min preparación

2 días en la nevera en un recipiente hermético

⊗ fácil ○ normal ○ difícil

Corta los higos a rodajas.

Dispón en cada bol tres cucharadas de trigo sarraceno, dos higos cortados a rodajas, una cucharada de bayas de goji y 200 ml de leche de almendras.

Para terminar, puedes decorar el bol con un poquito de canela y ralladura de limón. Además de decorar, le darán un saborcito y un aroma muy buenos.

Consejo

— Este es un desayuno muy nutritivo y fácil de preparar.
— El trigo sarraceno germinado y deshidratado ya se vende así. Puedes encontrarlo o pedirlo en las tiendas que venden superfoods.

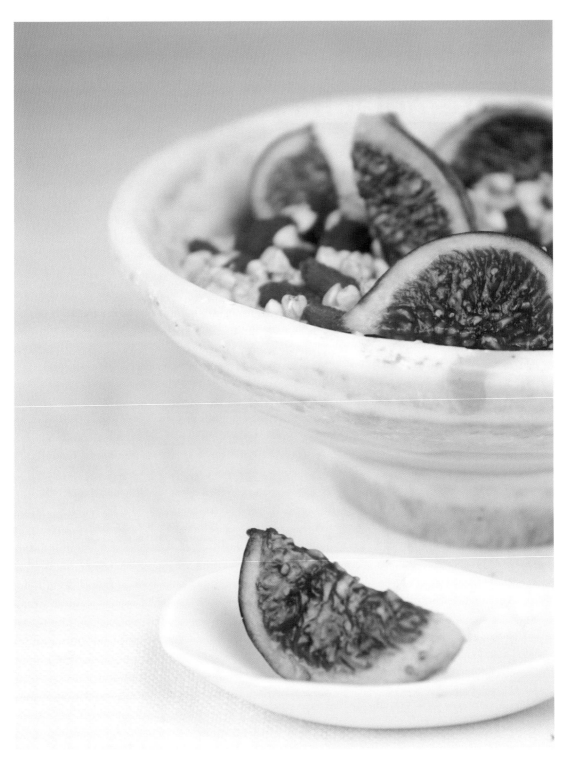

Muesli
de remolacha

#mueslicz

Ingredientes (4 personas)
100 g de pulpa de remolacha
100 g de copos de avena
50 g de avellanas troceadas
1 cucharadita de canela
125 g de frambuesas
½ cucharada de semillas de chía
300 ml de leche de cáñamo
(ver receta en pág. 184)

Utensilios necesarios
Espátula, bandeja de horno,
horno, sartén y cuchillo

Preparación

🕐 10 min preparación + 30 min horno y tueste

📱 sin las frambuesas frescas, meses en un recipiente hermético

⊗ fácil ○ normal ○ difícil

Coge la pulpa que te ha quedado después de haber licuado la remolacha y mézclala con la canela. Seguidamente, repártela en una bandeja de horno forrada con papel vegetal y hornéala a 180ºC durante 30 minutos. Debes removerla de vez en cuando.

Transcurrido el tiempo, saca la bandeja del horno y déjala enfriar.

Mientras, tuesta en una sartén los copos de avena y las avellanas hasta que se doren y déjalo enfriar.

Cuando todo esté frío, mezcla la remolacha, la avena, las avellanas, las semillas de chía y las frambuesas frescas cortadas en mitades.

Sírvelo en boles y agrega la leche de cáñamo al gusto.

Consejo
– Si vas a preparar *muesli* para guardar durante meses no le agregues las frambuesas frescas; resérvalas para justo antes de servirlo. Recuerda que debes guardarlo en un envase hermético.
– Esta receta te muestra una manera útil de aprovechar la pulpa de la remolacha.

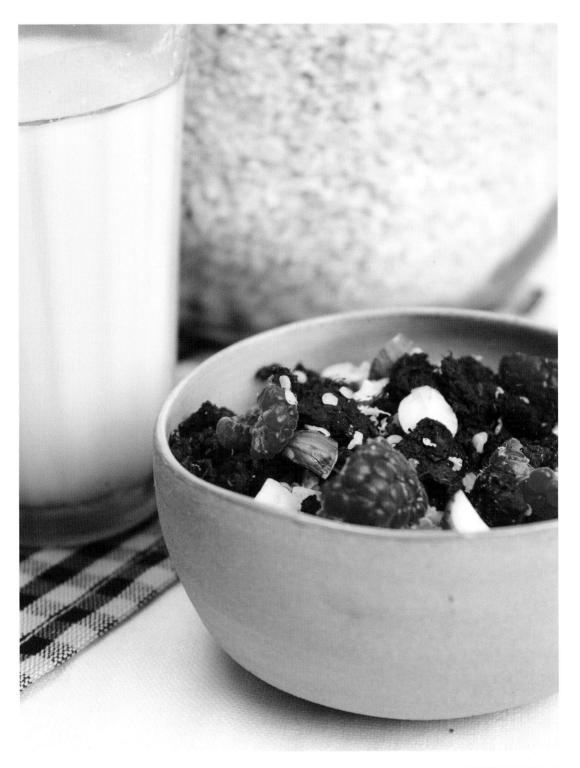

Snacks

Guacamole de granada

#guacamolecz

Ingredientes (2 personas)

2 aguacates grandes y maduros
½ cebolla grande rallada
2 dientes de ajo picados
2 chiles frescos o secos
  desgranados
2 cucharadas de hojas frescas
  de cilantro
1 cucharadita de zumo
  de granada
3 cucharadas de semillas
  de granada
el zumo de 1 limón
½ cucharadita de sal

Utensilios necesarios

Espátula, batidora, bol
y extractor de zumos

Preparación

🕐 10 min preparación

📦 2 días en la nevera en un recipiente hermético

⊗ fácil ○ normal ○ difícil

Pica finamente la cebolla, el ajo, los chiles y las hojas de cilantro.

Dispón estos ingredientes en un bol y agrégales el zumo de limón y la sal. Resérvalo.

Por otro lado, pela y saca el hueso del aguacate y hazlo puré con un tenedor en un bol mientras le incorporas el zumo de la granada.

Agrega al aguacate los ingredientes que tenías reservados para formar una masa de textura gruesa. Para terminar, incorpora las semillas de granada delicadamente.

Consejo

—Sírvelo con crudités, con tortitas de arroz o con tortillas mexicanas de maíz. Existe una variedad de maíz considerado un superfood y es el maíz azul morado; si encuentras tortillas mexicanas de maíz morado en tu localidad, estarás consumiendo otro superfood.

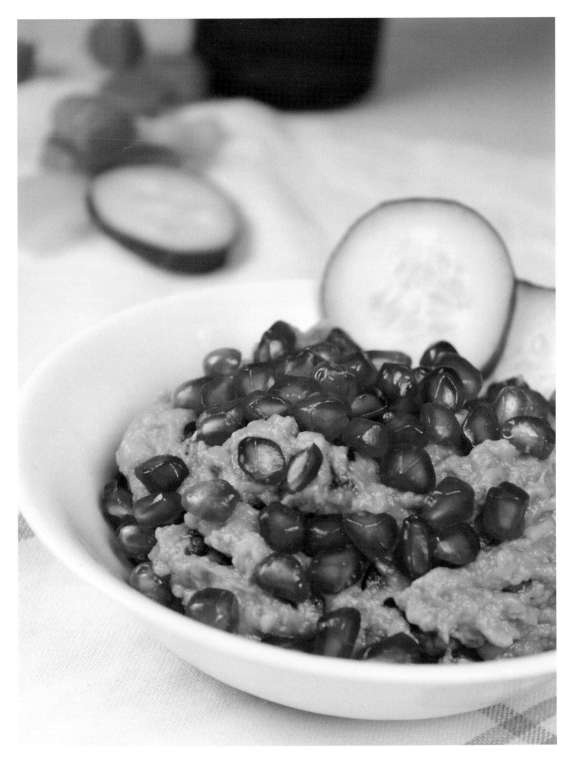

Kétchup de goji

#ketchupcz

Ingredientes (4 personas)

200 g de tomates secos
   previamente remojados
   durante 1 hora
2 tomates medianos frescos
8 cucharadas de aceite de oliva
50 g de cebolla
1 cucharada de miel cruda
75 g de bayas de goji previamente
   remojadas durante mínimo
   1 hora
sal marina

Utensilios necesarios

Espátula y batidora de gran
potencia

Preparación

⏱ 10 min preparación + 1 h de remojo de los tomates secos
y de las bayas de goji

❄ 5 días en la nevera tapado herméticamente

⊗ fácil   ◯ normal   ◯ difícil

Dispón todos los ingredientes en una batidora potente y tritúralos hasta obtener una pasta homogénea.

Si al batir ves que necesitas un poquito de líquido, agrégale las cucharaditas de agua que precises hasta obtener la textura deseada.

Consejo

— Este aperitivo es ideal para quitarnos las ganas de comer algo dulce y sustituir ese deseo por una opción más sana y nutritiva; además, a media tarde sobre todo, nos dará un buen impulso para terminar nuestra jornada y no llegar a casa con esa hambre devoradora a la hora de cenar si se nos ha hecho tarde.

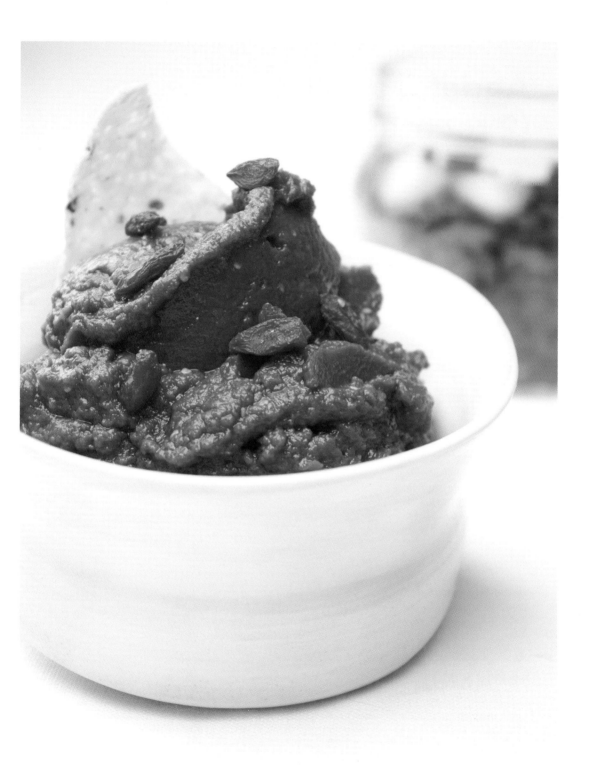

Ándale, ándale (2 recetas en 1)

#andalecz

Ingredientes (2 personas)
Para el guacamole de hierba de trigo
1 aguacate maduro
1 tomate grande maduro
1 cucharadita de hierba de trigo en polvo
1 diente de ajo pequeño
1 cucharada de levadura nutricional
el zumo de 1 lima
1 cebolla pequeña
pimienta
sal del Himalaya

Para el pico de gallo
2 tomates
170 g de cebolla fresca
1 pimiento rojo pequeño
1 pimiento verde pequeño
200 ml de zumo de limón
perejil o cilantro fresco bien trinchado
pimienta
sal

Utensilios necesarios
Espátula, cuchillo, bol, tabla de cortar y batidora

Preparación

🕐 35 min preparación

❄ 3-4 días en la nevera tapado herméticamente

○ fácil ⊗ normal ○ difícil

Elaboración del guacamole de hierba de trigo: corta y pela el aguacate en dos mitades y tritúralo junto con la sal, la hierba de trigo, el zumo de lima y la levadura nutricional con la batidora hasta que obtengas una pasta homogénea.

Corta muy finamente la cebolla y el diente de ajo.

Pela el tomate, quítale las semillas y córtalo en dados.

Incorpora el tomate, la cebolla y el ajo cortados al guacamole y vuelve a triturarlo todo con la batidora unos 5 segundos.

Finalmente, guarda el guacamole en la nevera como mínimo de 20 a 30 minutos en un bol cubierto para que no se oxide y cambie de color.

Elaboración del pico de gallo: pela y extrae las semillas del tomate y córtalo en daditos.

Corta también en daditos los pimientos y la cebolla.

Mezcla todos los vegetales cortados en un bol y alíñalos con el zumo de limón, la sal, la pimienta y el cilantro o perejil.

Consejo
- Ándale, ándale es la fusión de dos acompañamientos crudos de los tradicionales platos mexicanos que mejoran muchísimo cuando se sirven juntos. Dos recetas en una: guacamole y pico de gallo, que funcionan como salsa, como acompañamiento de platos o como aperitivo.
- Estas dos recetas quedan muy bien con sabores picantes. Si te gustan las sensaciones fuertes, agrega un poco de cayena o chile a sus ingredientes y ándale, ándale y arriba y arriba.

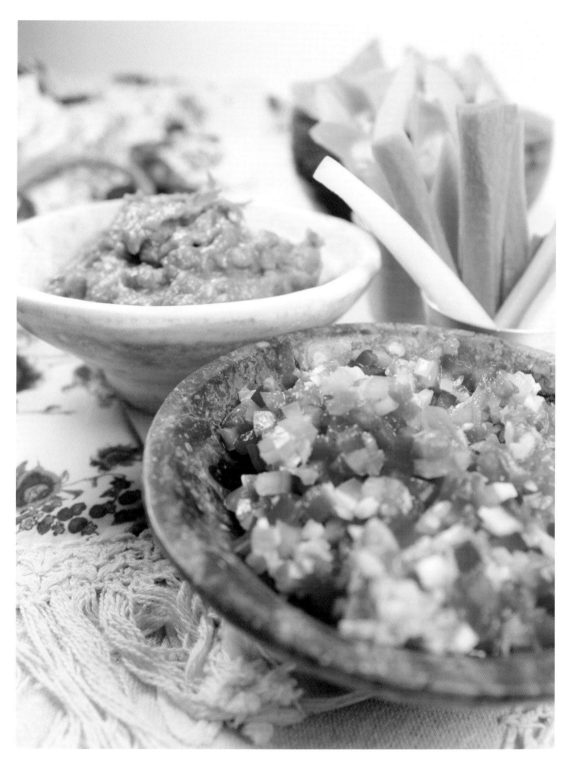

Paté de eneldo y clorela

#pateeneldocz

Ingredientes (3 o 4 personas)

200 g de nueces pecanas
   previamente remojadas 6 horas
½ cucharadita de clorela
   en polvo
2 cucharadas de vinagre
   de manzana
2 cucharadas de zumo de limón
60 ml de aceite de girasol
2 cucharadas de agua
25 g de perejil fresco troceado
   (hojas y tallos)
15 g de eneldo fresco troceado
   (hojas y tallos)
1 diente de ajo pequeño
sal marina

Utensilios necesarios

Espátula, cuchillo, tabla de cortar
y robot de cocina

Preparación

🕐 15 min preparación

❄ 3-4 días en la nevera tapado herméticamente

⊗ fácil   ◯ normal   ◯ difícil

Escurre las nueces pecanas y, en un robot de cocina, redúcelas a puré.

A co ntinuación, incorpora al puré el resto de los ingredientes y tritúralo todo hasta obtener una mezcla cremosa y uniforme.

Consejo

– Disfruta experimentando con combinaciones que te aporten diferentes propiedades, así como distintas texturas y sabores. Las posibilidades son infinitas. Este paté, además de comerse con crudités, es ideal como relleno de un sándwich vegetal, para sustituir mayonesas…

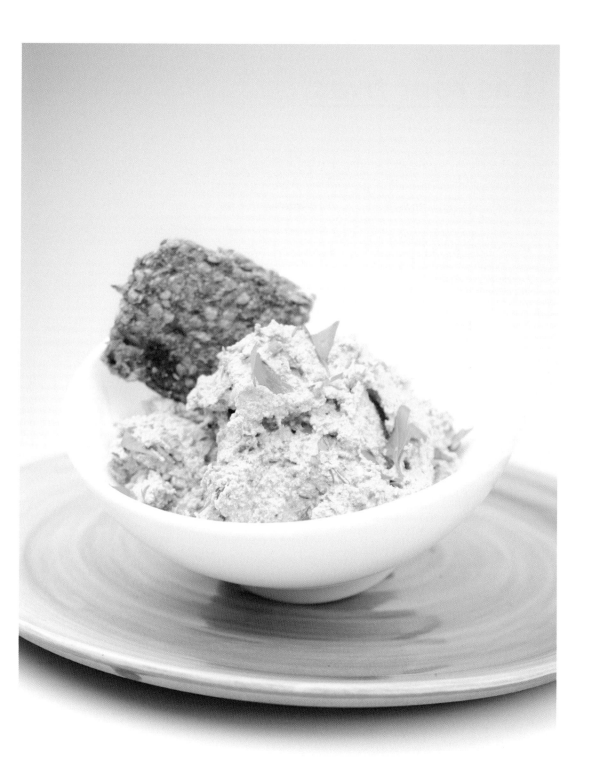

Las *root fries*

#rootfriescz

Ingredientes (4 personas)

250 g de boniatos
250 g de zanahorias
250 g de chirivía
250 g de remolacha
2 cucharadas de aceite de coco
  líquido
1 ¼ cucharaditas de páprika
cayena en polvo
¼ de cucharadita de ajo en polvo
¾ de cucharadita de cebolla
  en polvo
1 cucharadita de algarroba
  en polvo
½ cucharadita de maca en polvo
½ cucharadita de sal marina
1 cucharadita de azúcar de coco
  en polvo

Utensilios necesarios

Espátula, cuchillo, tabla de
cortar, horno, bandeja de horno
y papel vegetal

Preparación

🕐 40 min preparación

▯ 3 días

⊗ fácil ◯ normal ◯ difícil

Precalienta el horno a 230°C.

Corta los boniatos, las zanahorias, la remolacha y la chirivía en bastoncitos alargados y úntalos con el aceite de coco. Disponlos en la bandeja de horno, sobre papel vegetal, bien esparcidos y hornéalos entre 20 y 25 minutos.

Mientras las raíces se doran en el horno, mezcla todas las especias y los superfoods en seco.

Transcurrido ese tiempo, sácalos del horno y espolvoréalo todo por encima con la mezcla de especias.

Sírvelas templadas con kétchup de goji (ver receta en página 94).

Consejo

— Prepara esta receta con raíces de cultivo ecológico para no tener que pelarlas, ya que es en la piel donde encontramos un extra de nutrientes y minerales. Además, la piel aportará un mayor sabor a este delicioso aperitivo.

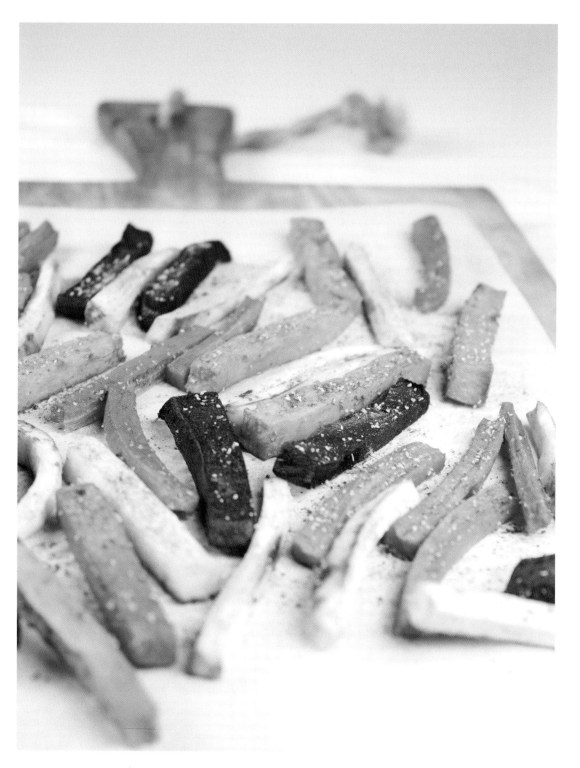

Crackers
de chía y lino

#crackerscz

Ingredientes
(para 50 a 60 crackers)
150 g de trigo sarraceno
  germinado y deshidratado
100 g de lino (dejado en remojo
  mínimo 4 horas)
100 g de semillas de chía
50 g de sésamo
1 cebolla grande
1 calabacín
2 cucharadas de orégano
sal

Utensilios necesarios
Espátula, cuchillo, tabla
de cortar, robot de cocina,
deshidratador u horno y papel
vegetal para horno

Preparación

🕐 15 min preparación + 4 h remojo + 6 - 12 h deshidratación

▯ meses en un bote de cristal cerrado herméticamente

◯ fácil ◯ normal ⊗ difícil

En un robot de cocina o procesador de alimentos tritura la cebolla y el calabacín.

A continuación, agrega el trigo sarraceno, el lino y las semillas de chía y vuélvelo a triturar.

Por último, agrega la sal y las especias y sigue triturándolo.

Obtendrás una masa espesa pero no compacta. Extiéndela en dos bandejas del deshidratador encima del teflón en una capa fina y, con un cuchillo, marca los rectángulos que darán forma a las crackers.

Introdúcelas en el deshidratador a 45 ºC de temperatura durante 12 horas. A la mitad del proceso, puedes darles la vuelta para que las crackers se deshidraten bien por los dos lados. Si no tienes deshidratador, hazlas en el horno a 40 ºC durante 6 horas.

Consejo
– Cuando nos pasamos a una alimentación más limpia libre de gluten, uno de los aspectos que nos suelen costar más es abandonar el pan y la sensación de comer algo crujiente; pues bien, estas crackers son un buen sustituto. Además, son muy nutritivas al estar 100 % vivas, ya que mantienen al máximo sus nutrientes y enzimas.
– Las crackers así deshidratadas se mantienen durante meses. Puedes preparar una hornada para tenerlas como tentempié durante días.

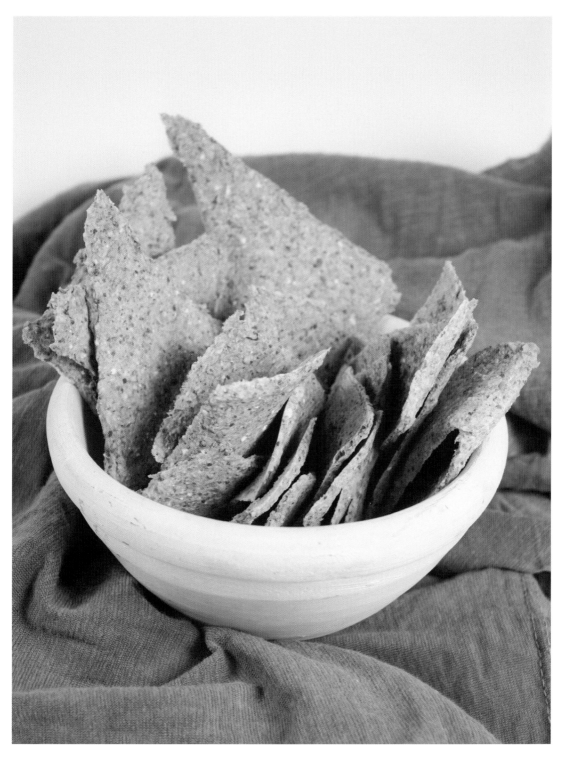

Ensaladas

Ensalada kalegría

#kalegriacz

Ingredientes (4 personas)

¼ de col lombarda mediana
  rallada
¼ de col repollo mediana rallada
3 zanahorias medianas ralladas
50 g de col kale sin tronco
  y rallada
2 cucharadas de cilantro picado
pétalos de flores comestibles
  (opcional)

Para la salsa

50 g de anacardos crudos
  (mejor si han estado
  previamente remojados durante
  4 a 6 horas)
½ cucharadita de cúrcuma
2 cucharaditas de aceite
  de oliva virgen
½ diente de ajo
cayena
2 cucharadas de zumo de limón
sal

Utensilios necesarios

Rallador, molinillo o picadora,
espátula y ensaladera

Preparación

🕐 20 min preparación

⬓ 2 días en la nevera

⊗ fácil   ○ normal   ○ difícil

Elaboración de la salsa: en un molinillo o picadora, tritura los ingredientes para la salsa: los anacardos, la cúrcuma, el aceite de oliva, el ajo, la cayena, la sal y el zumo de limón. Resérvala.

En una ensaladera, mezcla la *kale*, las coles y las zanahorias ralladas y aliña bien todos los vegetales con la salsa.

Por último, espolvorea el cilantro y los pétalos de flores por encima de la ensalada.

Consejo

– Porque lo más revolucionario hoy en día es mantener la alegría, esta ensalada rica en colores, nutrientes y sabores se convertirá en la fiesta de tu mesa. No pasará inadvertida a los ojos de nadie y su vivacidad llenará de optimismo y buen humor a todos los comensales.
– Es la ensalada ideal para llevar de pícnic o a casa de alguien, ya que aguanta muy bien sin estropearse u oxidarse.
– Receta invitada de www.kalegria.com

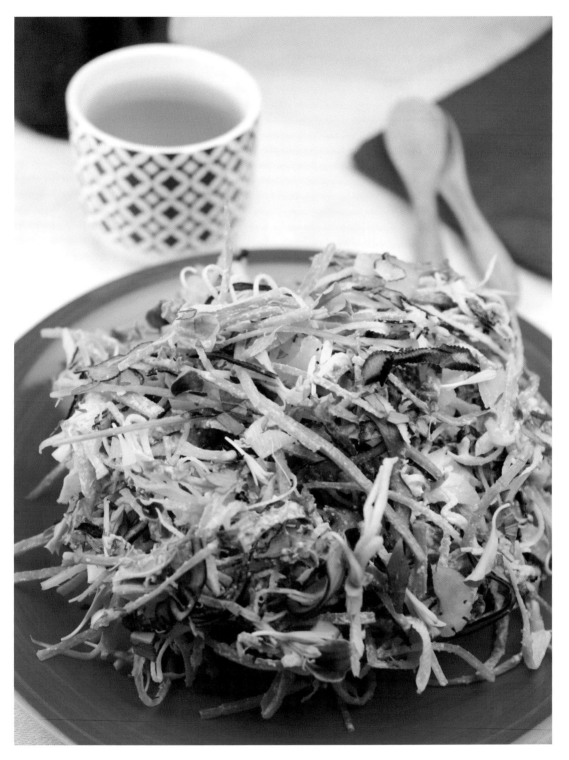

Ensalada granadina

#granadinacz

Ingredientes (4 personas)

100 g de hojas de escarola
3 zanahorias de diferentes colores
1 granada
2 cucharadas de semillas
  de cáñamo
levadura nutricional
1 trocito de jengibre del tamaño
  de una uña
1 aguacate
2 cucharadas de zumo de lima
¼ de cucharadita de mostaza
  en polvo

Utensilios necesarios

Molinillo o picadora, espátula,
ensaladera, cuchillo y tabla
para cortar

Preparación

🕐 15 min preparación

❄ 1 día en la nevera

⊗ fácil   ◯ normal   ◯ difícil

Limpia y escurre bien las hojas de escarola y córtalas en trocitos de una medida agradable y práctica para pinchar con el tenedor.

Limpia, pela y corta las zanahorias; utiliza el pelador para cortarlas en forma de cintas.

Desgrana la granada.

Seguidamente, prepara el aliño de la ensalada: tritura en un molinillo o picadora el jengibre, la levadura nutricional, el aguacate, la lima y la mostaza.

Aliña los vegetales de la ensalada con la salsa, transfiérelos a una ensaladera y espolvoréalos con las semillas de cáñamo.

Consejo

—Existe una forma muy simple de extraer los granos de la granada: córtala en dos mitades y, con el lado convexo de la cuchara, golpéala por el lado de la piel para que la red de granos se vaya desprendiendo de las paredes. Utiliza un bol o un plato para recoger los granos que van cayendo.

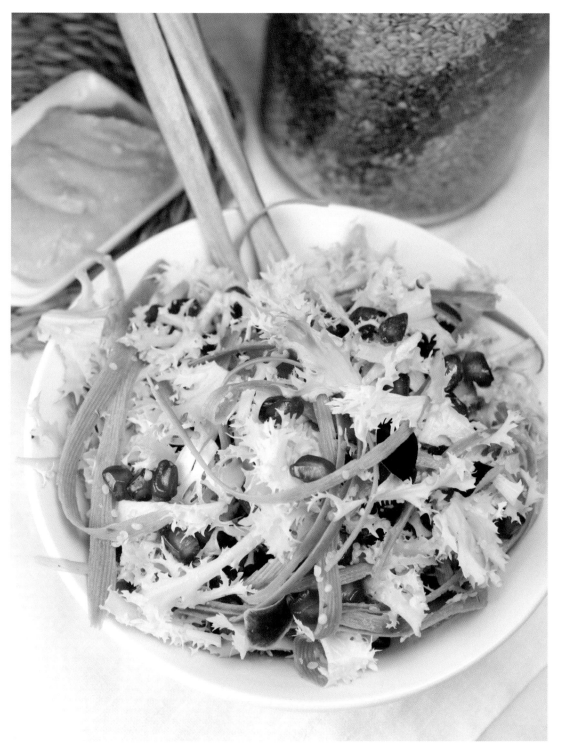

Ensalada masajeada con *kale*, mango y pepitas

#kalemangocz

Ingredientes (4 personas)

1 mango
1 manojo grande de col kale
pepitas mixtas (chía, girasol,
   calabaza, sésamo)
2 cucharadas de aceite
   de oliva virgen
2 cucharaditas de miel cruda
el zumo de 1 limón

Utensilios necesarios

Espátula, ensaladera,
bol pequeño, cuchillo y tabla
para cortar

Preparación

🕐 20 min preparación

❄ 2 días en la nevera

⊗ fácil   ◯ normal   ◯ difícil

En un bol pequeño, mezcla el jugo de limón con la miel. Agrega el aceite y remuévelo todo bien hasta que forme un aliño bien ligado. Resérvalo.

Dispón la col *kale* limpia sin el tallo y cortada en la ensaladera. Agrégale la mitad del aliño y masajéala de 2 a 3 minutos para que se ablande un poco.

A continuación, corta el mango en dados e incorpóralo al bol pequeño para impregnarlo con el resto del aliño.

Para terminar, transfiere la preparación de mango a la ensaladera y espolvoréalo todo con las pepitas variadas.

Consejo

— Masajear la col *kale* es el truco para que sus hojas sepan deliciosas en una ensalada. Al ablandar su estructura celular, el sabor y el aroma afloran en sus hojas, a la vez que absorbe mejor el aliño y se vuelve muy agradable al paladar.

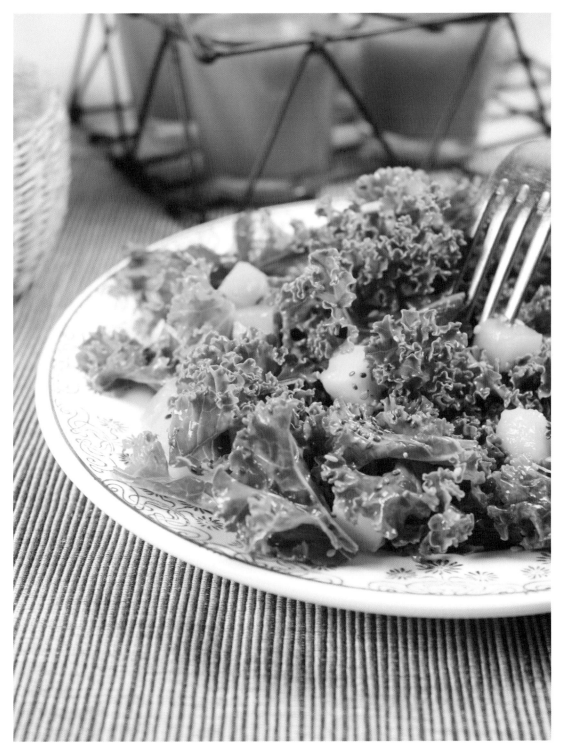

Ensalada de alcachofa con avellanas y menta

#alcachofacz

Ingredientes (4 personas)

4 alcachofas medianas
50 g de canónigos
50 g de rúcula
hojas de menta
perejil
50 g de avellanas tostadas
   troceadas
2 cucharadas de bayas de goji

Para el aliño

1 dátil deshuesado
2 cucharadas de zumo de limón
3 cucharadas de aceite
   de oliva virgen
sal marina

Utensilios necesarios

Espátula, ensaladera,
molinillo o picadora, cuchillo,
tabla para cortar y mandolina

Preparación

🕐 20 min preparación

❄ 2 días en la nevera

⊗ fácil ◯ normal ◯ difícil

Elaboración del aliño: dispón todos los ingredientes del aliño en un molinillo o picadora y tritúralos bien. Resérvalo.

Pela las alcachofas hasta obtener un corazón bien limpio. Con una mandolina, corta los corazones en láminas muy finas.

Después, unta las láminas inmediatamente con aliño para evitar que se oxiden y oscurezcan y disponlas en la ensaladera.

Incorpora el resto de los ingredientes de la ensalada aliñados en la ensaladera y ya la puedes servir.

Consejo

– El secreto para conquistar nuestro paladar es elegir alcachofas medianas, pelarlas muy bien para conseguir un corazón bien limpio y cortarlas muy finas, casi como si se tratara de un *carpaccio*.
– Antes de agregar las hojas de menta, apriétalas un poquito con las palmas de las manos para que extraigan su aceite y aromaticen bien la ensalada.

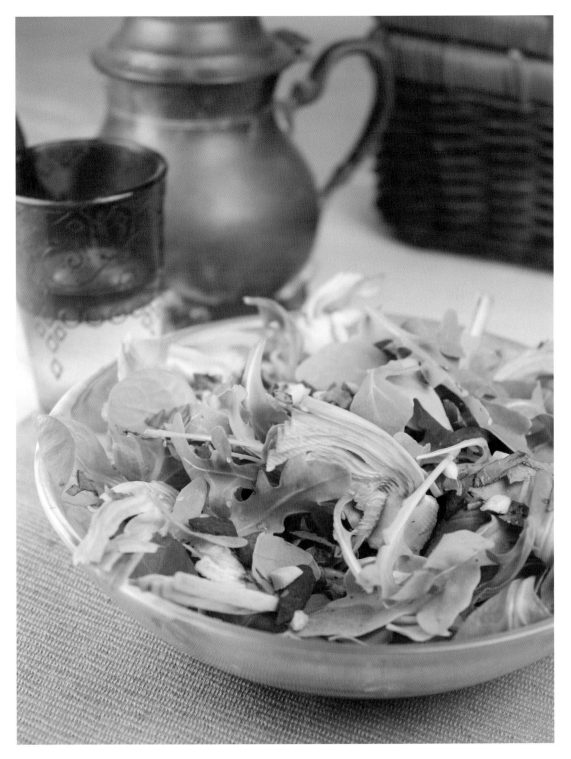

Ensalada depurativa

#depurativacz

Ingredientes (4 personas)

8 hojas de col kale
1 remolacha grande
4 troncos de apio
1 cucharada de semillas
  de sésamo
1 cucharada de copos
  de alga dulse

Para la salsa

1 aguacate
½ cucharadita de espirulina
toque de jengibre (la raíz fresca
  o en polvo)
sal
agua

Utensilios necesarios

Espátula, ensaladera, molinillo
o picadora, cuchillo y tabla
para cortar

Preparación

🕐 20 min preparación
🗄 2 días en la nevera
⊗ fácil ◯ normal ◯ difícil

Retira el tronco de las hojas de kale. Corta las hojas y masajéalas.

Ralla la remolacha y corta el apio perpendicularmente en lonchitas finas.

Elaboración de la salsa: tritura todos los ingredientes en un molinillo o picadora. Agrega agua hasta obtener la textura deseada.

Por último, dispón todos los vegetales en una ensaladera, vierte la salsa por encima y espolvoréala con las semillas de sésamo y los copos de alga dulse.

Consejo

– Esta propuesta es un magnífico ejemplo de que podemos preparar ensaladas riquísimas sin necesidad de agregarles ningún aceite refinado y así convertirlas en depurativas 100%. En esta ensalada la parte lipídica la proporcionaremos con los propios ingredientes de la ensalada, como son las semillas de sésamo y el aguacate.

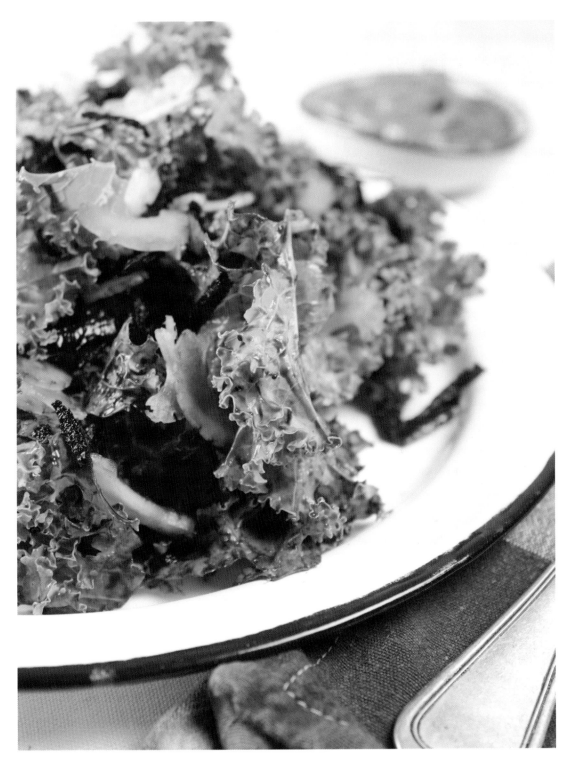

Ensalada de entretiempo con hinojo, pomelo, naranja y albahaca

#entretiempocz

Ingredientes (4 personas)

1 bulbo de hinojo
2 naranjas
1 pomelo
aceitunas negras laminadas

Para el aliño

1 cucharadita de cilantro
  en polvo
2 cucharadas de vinagre
  de manzana
2 cucharadas de cebolla
  tierna picada
hojas de albahaca picada
3 cucharadas de aceite
  de oliva virgen
1 cucharada de levadura
  nutricional

Utensilios necesarios

Espátula, ensaladera, molinillo
o picadora, cuchillo, tabla para
cortar y mandolina

Preparación

🕐 20 min preparación

❄️ 2 días en la nevera

⊗ fácil　◯ normal　◯ difícil

Corta y lamina el bulbo del hinojo con la mandolina. Pela y corta muy bien las naranjas y el pomelo para conseguir gajos bien precisos y limpios; hazlo encima de un bol con un colador para que recoja el zumo que se desprende al cortarlos. Reserva ese zumo para agregar a la preparación del aliño.

Elaboración del aliño: mezcla todos los ingredientes, menos la albahaca, enérgicamente en un bol con unas varillas hasta que liguen.

Unta bien el hinojo en el aliño y colócalo en una ensaladera. Dispón encima los gajos de naranja y pomelo, las aceitunas negras laminadas y la albahaca picada. Ya está lista para servir.

Beneficios

– Se trata de una ensalada muy rica en vitamina C que, además, es muy digestiva.
  Cuando cambia la estación, solemos encontrar frutas y vegetales de diferentes temporadas y a finales de invierno es cuando empiezan a llegar los primeros bulbos de hinojo.

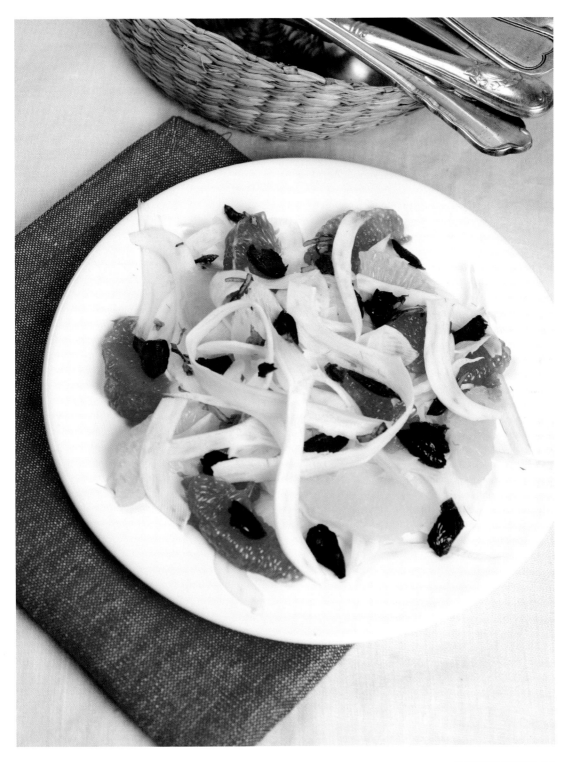

Ensalada «japo»

#japocz

Ingredientes (2 personas)

250 g de arroz integral
   o de arroz salvaje cocido y que
   quede suelto
2 hojas de alga nori
puñado de semillas germinadas
   (quedan muy bien los
   germinados de cebolla)
puñado de germinados de pipas
   de girasol (opcional)
½ aguacate grande
1 zanahoria pequeña
1 cucharada sopera de semillas
   de sésamo

Para la vinagreta

50 ml de zumo de manzana
1 cucharada de tamari
1 trocito del tamaño de una uña
   pequeña de jengibre
1 dátil medjool sin hueso
1 cucharada de vinagre
   de manzana

Utensilios necesarios

Espátula, olla, cuchillo,
tabla de cortar y molinillo de café
o picadora

Preparación

🕐	15 min preparación + 40 min cocción del arroz
📱	2 días en la nevera en un recipiente hermético
⊗ fácil	◯ normal ◯ difícil

Elaboración de la vinagreta: tritura en un molinillo o picadora todos los ingredientes.

Dispón el arroz en un bol grande.

Corta las hojas de alga nori en tiritas alargadas y resérvalas.

Corta la zanahoria en juliana y el aguacate, en daditos.

A continuación, mezcla cuidadosamente el arroz con la zanahoria, el aguacate, los germinados y el sésamo.

Agrega a la ensalada la vinagreta y deja que se impregne unos minutos antes de servirla.

Para terminar, espolvoréala con el alga nori, mézclalo cuidadosamente todo y sírvela en boles individuales.

Consejo

– Sobre todo, coloca el alga nori en el último momento, ya que si no se reblandecerá antes de servirla.

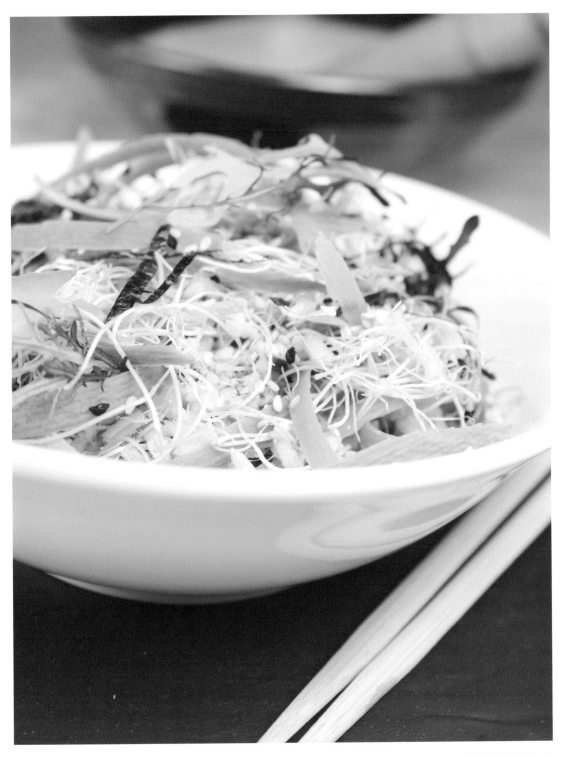

Ensalada
de frutos rojos

#frutosrojoscz

Ingredientes (2 personas)

4 hojas de col kale
4 puñados de hojas de espinacas
2 puñados de mesclun
70 g de frambuesas
70 g de arándanos
3 cucharadas de avellanas
    troceadas

Para la salsa

125 g de frambuesas
1 cucharadita de aceite de coco
1 trocito de jengibre del tamaño
    de una uña pequeña

Utensilios necesarios

Espátula, cuchillo, tabla de cortar
y molinillo de café o picadora

Preparación

🕐	20 min preparación
⬜	2 días en la nevera en un recipiente hermético
⊗ fácil	◯ normal ◯ difícil

Lava, escurre y corta todas las hojas verdes.

Mezcla en un bol las hojas con las frambuesas, los arándanos y las avellanas.

Elaboración de la salsa: tritura todos los ingredientes en un molinillo hasta que quede una salsa.

Para terminar, vierte la salsa por encima de la ensalada y sírvela.

Consejo

– La combinación del hierro de las hojas verdes con la vitamina C de los frutos rojos es muy buena para llevar hemoglobina a nuestra sangre y absorber bien el hierro.
– En época de cerezas, prueba a cambiar las frambuesas y los arándanos por esta otra fruta.

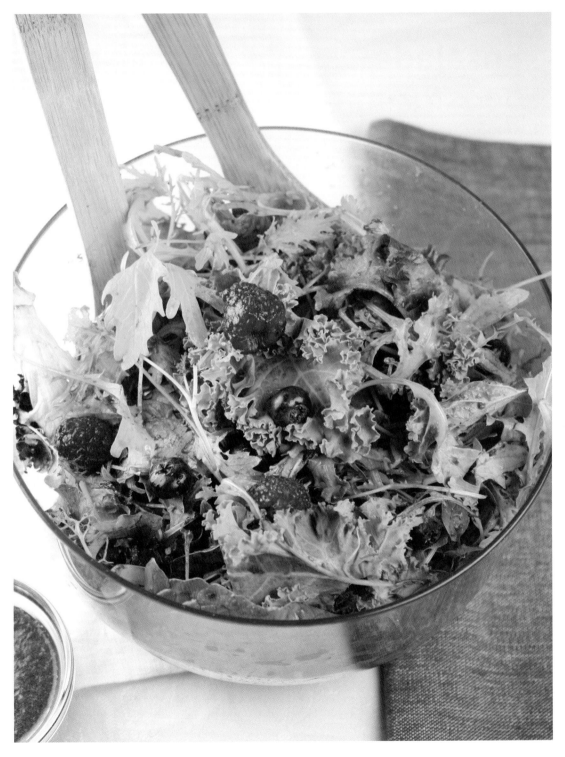

Ensalada
booster mineral

#boostercz

Ingredientes (2 personas)

4 tiras de alga wakame
  deshidratada
20 g de alga dulse deshidratada
20 g de alga arame deshidratada
1 hoja de alga nori
2 pepinos
2 zanahorias grandes
100 g de col lombarda
½ cebolla tierna
100 g de perejil trinchado

Para la vinagreta

2 cucharadas de vinagre
  de umeboshi
2 cucharadas de tamari
4 cucharadas de vinagre de arroz
  o de manzana
4 cucharadas de aceite de lino

Utensilios necesarios

*Espátula, cuchillo, tabla de
cortar, molinillo de café
o picadora, mandolina, boles
y ensaladera*

Preparación

🕐 20 min preparación

▢ 2 días en la nevera en un recipiente hermético

⊗ fácil   ◯ normal   ◯ difícil

Dispón cada alga en un bol separado y cúbrelas con agua templada para rehidratarlas. Una vez estén tiernas, sácalas del agua y drénalas bien (el agua sobrante puedes aprovecharla como agua para cocinar, en tal caso no agregues sal a la receta).

Corta todas las algas en tiras; el pepino, en dados; la zanahoria, en juliana, y la col lombarda, con la mandolina.

Seguidamente, combina todos los vegetales y algas en una ensaladera, excepto el alga nori.

Elaboración de la vinagreta: bate bien todos los ingredientes con varillas para que emulsione bien.

Mezcla suavemente la vinagreta con los vegetales y algas y déjalo que macere todo unos 15 minutos antes de servirla para que la vinagreta se impregne bien.

Para servirla, coloca un poco de ensalada en cada plato y decórala con unas cuantas tiras de alga nori.

Beneficios

— Esta ensalada es muy depurativa y remineralizante y te limpia en profundidad. Es ideal sobre todo cuando estés pasando temporadas de mucho estrés o de un esfuerzo prolongado en el tiempo, ya que son situaciones que desmineralizan nuestro organismo.

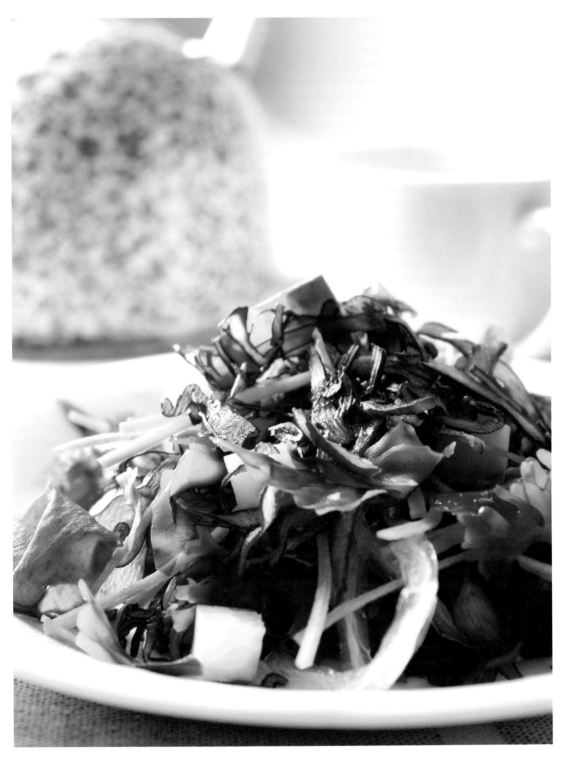

Ensalada agridulce con *kumquats*

#kumquatscz

Ingredientes (2 personas)
150 g de hojas de rúcula
10 kumquats
60 g de nueces del Brasil

Para la vinagreta
2 dátiles
1 cucharada de aceite de oliva
  virgen extra
2 cucharadas de aceite de lino
4 cucharadas de zumo de limón
cayena
pimienta
sal marina

Utensilios necesarios
Espátula, cuchillo, tabla
de cortar, molinillo de café
o picadora y ensaladera

Preparación

🕐 15 min preparación

▢ 1 día en la nevera en un recipiente hermético

⊗ fácil ○ normal ○ difícil

Lava las hojas de rúcula y los *kumquats* y corta estos en lonchitas.

A continuación, dispón todos los ingredientes en una ensaladera.

Elaboración de la vinagreta: tritura todos los ingredientes en un molinillo o picadora.

Para terminar, dispón un poco de ensalada en cada plato y aliñala con la vinagreta.

Consejo
— Las hojas de rúcula son muy delicadas, así pues no aliñes la ensalada hasta el último momento y muy ligeramente. De esta forma, conseguiremos que parezca fresca a la vista.

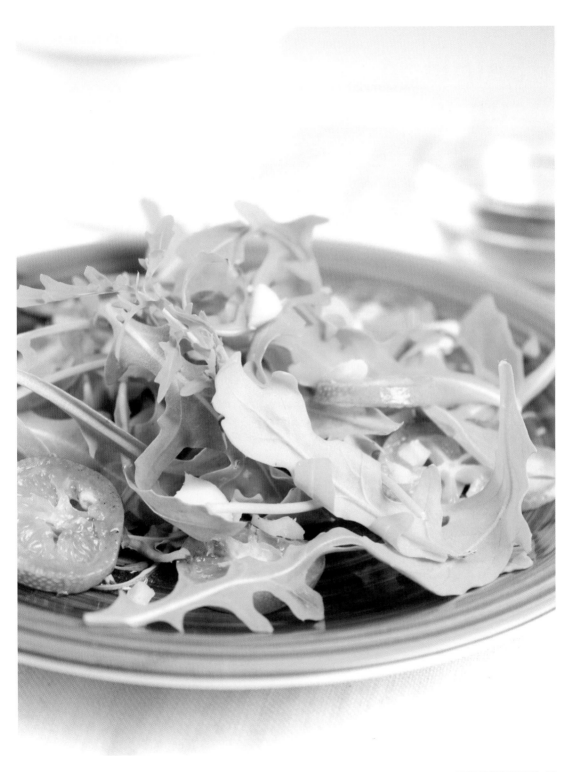

Salpicón supernutritivo

#salpiconcz

Ingredientes (4 personas)

4 zanahorias cortadas a daditos
125 g de guisantes frescos
125 g de granos de maíz crudo
   (extraídos de una mazorca)
1 granada desgranada
120 g de piñones
4 cucharadas de alcaparras
   frescas
4 cucharadas de aceite de lino
2 cucharadas de tamari
2 cucharadas de zumo de limón

Para la salsa de perejil

50 g de perejil
2 dientes de ajo machacados
4 cucharadas de vinagre
   de manzana
3 cucharadas de aceite
   de oliva virgen
la ralladura de 1 limón
4 cucharadas de semillas
   de sésamo
pimienta negra
sal marina

Utensilios necesarios

Espátula, cuchillo, tabla
de cortar, molinillo o picadora
y ensaladera

Preparación

🕐 20 min preparación
▯ 3 días en la nevera en un recipiente hermético
⊗ fácil ○ normal ○ difícil

Pon todos los ingredientes de la ensalada (zanahorias, guisantes, maíz, granada, piñones y alcaparras) en una ensaladera y déjalos reposar con el aceite de lino, el tamari y el zumo de limón mientras se prepara la salsa de perejil.

Elaboración de la salsa de perejil: tritura todos los ingredientes, menos las semillas de sésamo, en un molinillo o picadora hasta que emulsione.

Para servirla, aliña la ensalada con la salsa y decórala con las semillas de sésamo.

Consejo

– Te propongo dos opciones igual de ricas en clorofila para la salsa: en verano, queda muy refrescante cambiar el perejil por menta y, si quieres darle un toque más mediterráneo al plato, puedes cambiar el perejil por albahaca; si prefieres los sabores asiáticos, prueba a cambiar el perejil por citronela o cilantro.
– Para aquellos a los que les cueste comer las hojas verdes en la ensalada, propongo empezar con las que tienen un formato a base de más tropezones y menos hojas.

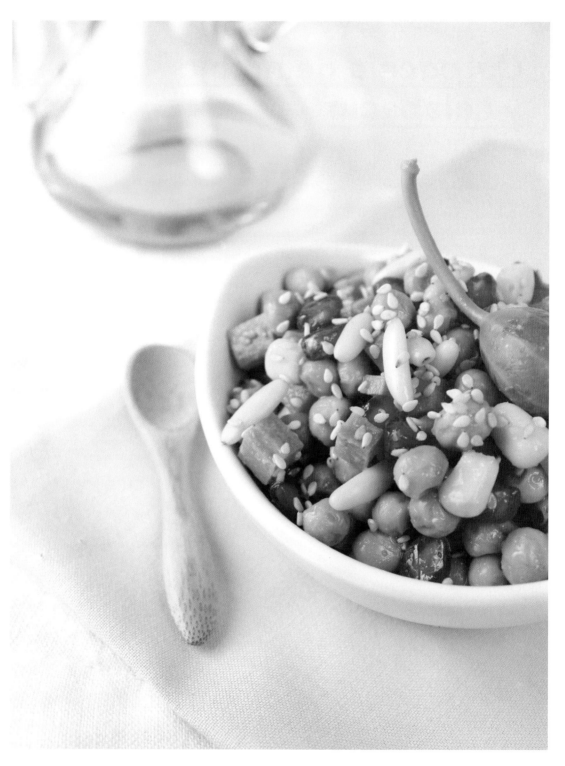

Carpaccio de hinojo y calabacín

#carpacciohcz

Ingredientes (2 personas)

2 calabacines medianos
1 bulbo de hinojo
1 cucharada de eneldo fresco
   picado
½ cebolla tierna
½ diente de ajo
50 g de avellanas picadas
1 cucharada de vinagre
   de manzana
2 cucharadas de aceite
   de oliva virgen
1 cucharadita de semillas
   de mostaza
1 dátil deshuesado
2 cucharadas de brotes de alfalfa
sal marina

Utensilios necesarios

Espátula, molinillo de café
o picadora, mandolina, cuchillo,
tabla de cortar, varillas, bol
y bandeja plana

Preparación

🕐 20 min preparación

❄ 3 días en la nevera en un recipiente hermético

○ fácil   ⊗ normal   ○ difícil

Con la ayuda de la mandolina, corta a lonchas muy finas los calabacines y el bulbo de hinojo.

Mezcla ambos ingredientes en una bandeja plana con la cebolla cortada a medias lunas y las avellanas picadas y resérvalo mientras preparas la salsa.

Con el resto de los ingredientes (excepto los brotes de alfalfa), prepara el aliño con la ayuda de unas varillas hasta que emulsione.

Rocía los vegetales con el aliño y déjalo reposar unas horas en la nevera para que el *carpaccio* marine antes de servirlo. Por último, decóralo con brotes de alfalfa.

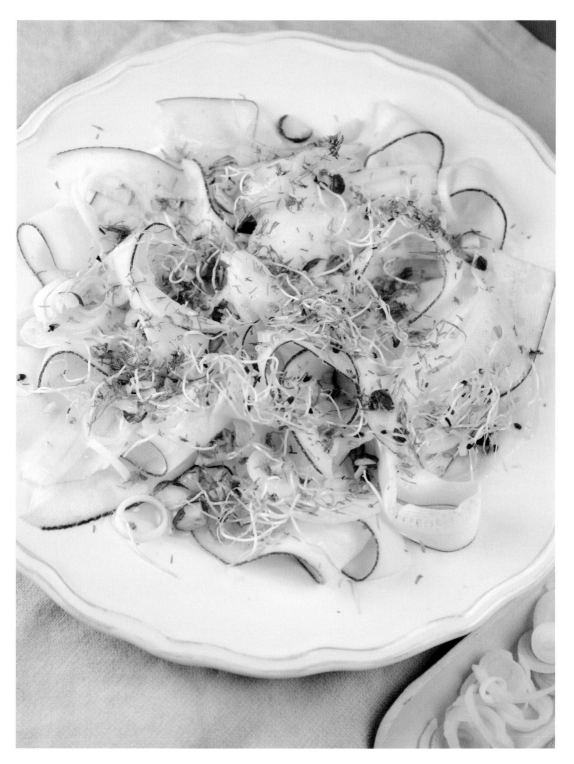

Sopas y cremas

Sopa dulse

#dulsecz

Para 1 litro de caldo base

18 tallos de apio
4 tomates
8 zanahorias
2 pepinos
4 calabacines
4 cucharadas de aceite
  de oliva virgen
sal

Para la sopa

700 ml de caldo base
4 cucharadas de miso
½ cebolla dulce
2 cucharadas de tahini
2 calabacines pequeños
2 dientes de ajo
sal

Para la guarnición

50 g de alga dulse
1 aguacate en rodajas
verduras para elegir (calabaza,
  tallos de cebolla tierna)
½ cucharada de jengibre
  en polvo

Utensilios necesarios

Espátula, batidora de gran
potencia, extractor de zumos,
cuchillo y tabla para cortar

Preparación

🕐 15 min preparación

▢ 5 días en la nevera en un recipiente hermético

⊗ fácil   ◯ normal   ◯ difícil

Elaboración del caldo base: pasa todos los ingredientes por un extractor de zumos o licuadora excepto el aceite de oliva y la sal, que se agregan al final, cuando el zumo esté hecho.

En una batidora, mezcla 700 ml de caldo base con el resto de los ingredientes de la sopa hasta obtener una textura espesa y cremosa.

Calienta la sopa por debajo de los 48 ºC para que mantenga todas sus propiedades nutricionales y medicinales.

Para terminar, sirve la sopa en cuencos y agrega la guarnición en cada uno: procura que las verduras estén cortadas de forma graciosa.

Beneficios

—Uno de los temores cuando se empieza a llevar a cabo una dieta crudivegana es la idea de pasar frío en invierno. Esta sopa reconfortante cruda es la prueba de que podemos aliviar un día lluvioso a la vez que potenciar nuestra función inmunitaria. El jengibre, además de ser un gran antibiótico, es un gran calentador del organismo.

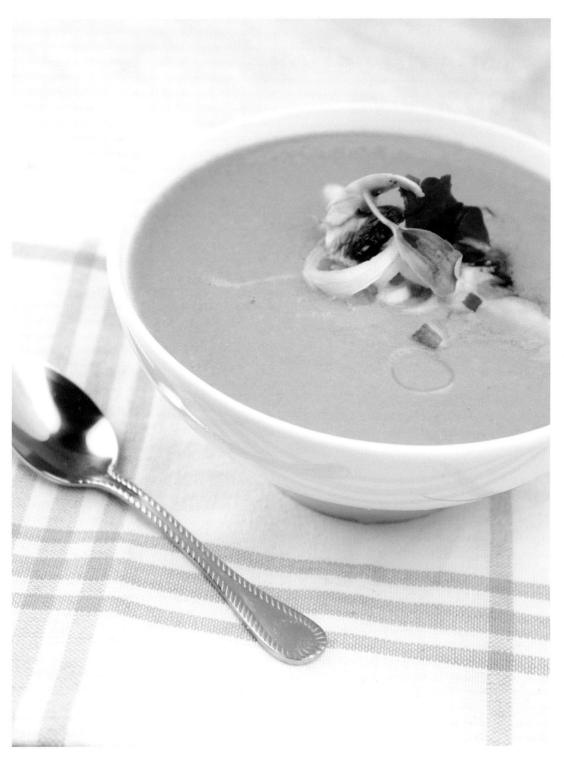

Sopa de cebolla 100% viva

#100%vivacz

Ingredientes (4 personas)

400 ml de caldo base
  (ver receta en pág. 128)
400 ml de agua mineral
½ cebolla dulce grande
2 dientes de ajo pelados
1 cucharada de levadura
  nutricional
150 ml de zumo de limón
3 cucharadas de aceite
  de oliva virgen
70 ml de tamari o salsa de soja
4 cucharaditas de rosa mosqueta
  en polvo

Utensilios necesarios

Espátula, batidora de gran
potencia, cuchillo y tabla
para cortar

Preparación

🕐 5 min preparación

▣ 3 días en la nevera

⊗ fácil   ◯ normal   ◯ difícil

Dispón todos los ingredientes en la batidora de alta velo-cidad y tritúralos hasta conseguir la consistencia de una sopa de cebolla al estilo tradicional.

Para servirla, transfiérela a cuatro boles y espolvorea cada uno con una cucharadita de rosa mosqueta para enriquecerla.

Consejo

– La diferencia de esta sopa de cebolla con cualquiera que hayas hecho hasta ahora es que no necesita cocción. ¡Sí! ¡Has oído bien! Una deliciosa sopa de cebolla al más puro estilo francés que se prepara en menos de 5 minutos.
– El secreto para un buen resultado de esta sopa en crudo es utilizar una buena batidora de alta velocidad.

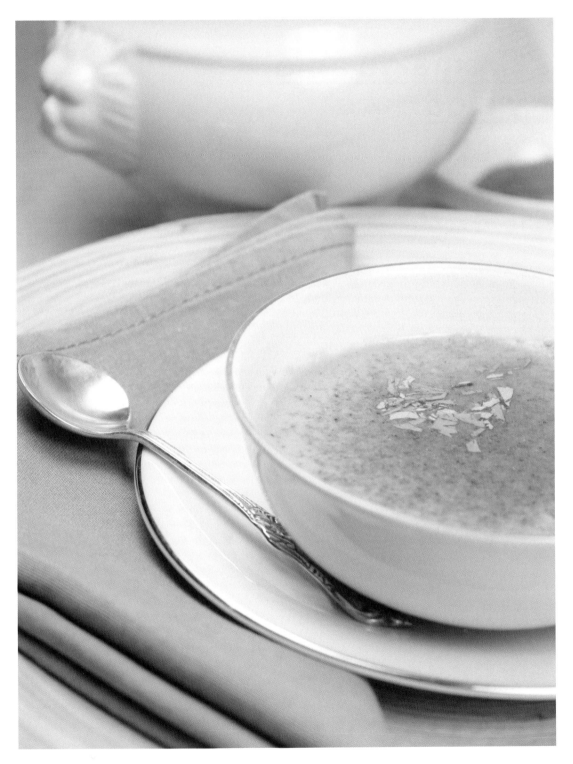

Crema de apio y áloe

#capiocz

Ingredientes (4 personas)

1 l de leche de almendra
2-3 manojos de apio
3 dientes de ajo pequeños
125 ml de zumo de limón
3 cucharaditas de sal
2 cucharadas de jugo
  de áloe vera
alga nori
semillas de cáñamo

Utensilios necesarios

Espátula, batidora de gran
potencia, extractor de zumos,
cuchillo y tabla para cortar

Preparación

⏱ 15 min preparación

❄ 5 días en la nevera en un recipiente hermético

⊗ fácil ◯ normal ◯ difícil

Dispón el apio en el extractor de zumos. Debes obtener aproximadamente un litro de jugo.

A continuación, mezcla el resto de los ingredientes (excepto el cáñamo y el alga nori) junto con el jugo del apio en una batidora de alta potencia.

Sirve la crema en cuencos individuales y decórala con tiras de alga nori y semillas de cáñamo.

Beneficios

– Esta crema es muy diurética y, debido a su contenido en mucílagos, funciona muy bien para regular el tránsito intestinal. El cáñamo y el alga nori (dos superfoods) le dan un plus de aminoácidos, vitaminas y minerales para nutrir el organismo; pero no debes calentarla a más de 45°C para mantener sus nutrientes y enzimas.

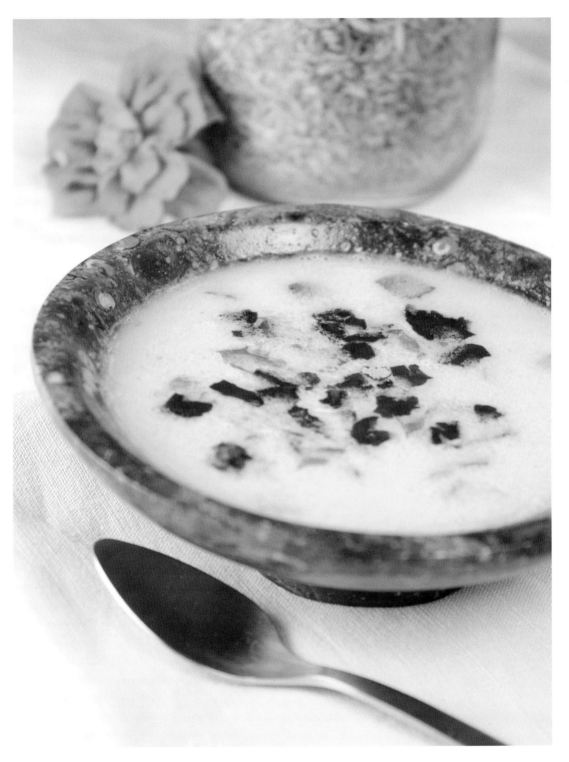

Sopa de ortigas

#ortigascz

Ingredientes (2 a 3 personas)

2 cebollas
1 calabacín grande
1 diente de ajo
500 g de ortigas
1 cucharada de aceite
de oliva virgen
sal

Utensilios necesarios

Olla, batidora de mano, cuchillo
y tabla para cortar

Preparación

🕐 40 min preparación

📦 4 días en la nevera en un recipiente hermético

⊗ fácil ◯ normal ◯ difícil

Lava las ortigas con unos guantes para evitar los efectos urticantes de estas sobre la piel.

Corta la cebolla en dados. Lava el calabacín y córtalo.

Seguidamente, en una olla, rehoga la cebolla y el ajo con el aceite. Incorpórales el calabacín y la mitad de las ortigas y póchalo todo durante 5 minutos.

Transcurrido este tiempo, cúbrelo todo con agua, agrégale sal al gusto y cuécelo durante 20 minutos.

Después, agrega el resto de las ortigas, cuécelo 2 minutos más y retira la sopa del fuego.

Finalmente, tritúrala y sírvela en cuencos.

Beneficios

—Las ortigas son muy digestivas y estimulan el hígado. Cuando existe retención de líquidos, congestión de hígado, artritis, ácido úrico o edemas, esta sopa es, además de deliciosa, pura medicina. Recuerda que debes recolectar las hojas de ortiga siempre con guantes y que las mejores son las más jóvenes, es decir, las hojas superiores de la planta.

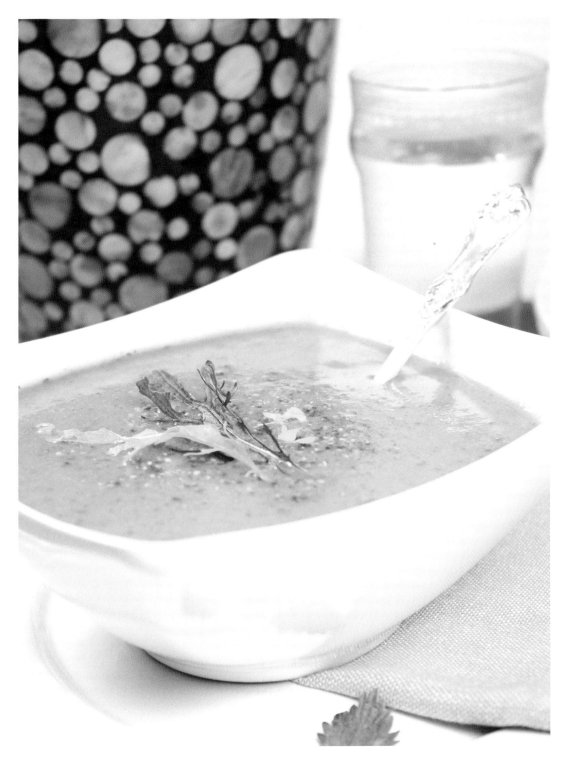

Cremoso
de *supershiitake*

#cremosocz

Ingredientes (4 personas)
500 g de setas shiitake
1 cebolla
1 cucharada de miso
1 cucharada de salsa tamari
1 cucharadita de reishi en polvo
1 cucharada de orégano
700 ml de agua
sal marina

Utensilios necesarios
Espátula, batidora de gran
potencia, cuchillo y tabla
para cortar

Preparación

🕐 10 min preparación

🧊 5 días en la nevera en un recipiente hermético

⊗ fácil ◯ normal ◯ difícil

En una olla, introduce todos los ingredientes excepto el *reishi* y el orégano. Llévala a ebullición, baja el fuego y deja que hierva durante 20 minutos.

Para terminar, agrega el orégano y el *reishi* y bate lo justo para que se incorpore.

Beneficios
– El *shiitake* y el *reishi* son hongos medicinales para tratar infinidad de alteraciones; además, tienen la capacidad de ayudar al organismo a adaptarse a unas condiciones ambientales y personales estresantes y aumentan la vitalidad y el bienestar general. Con ellos, mejoramos y fortalecemos nuestro aparato respiratorio y circulatorio y combatimos enfermedades como la diabetes o el cáncer.

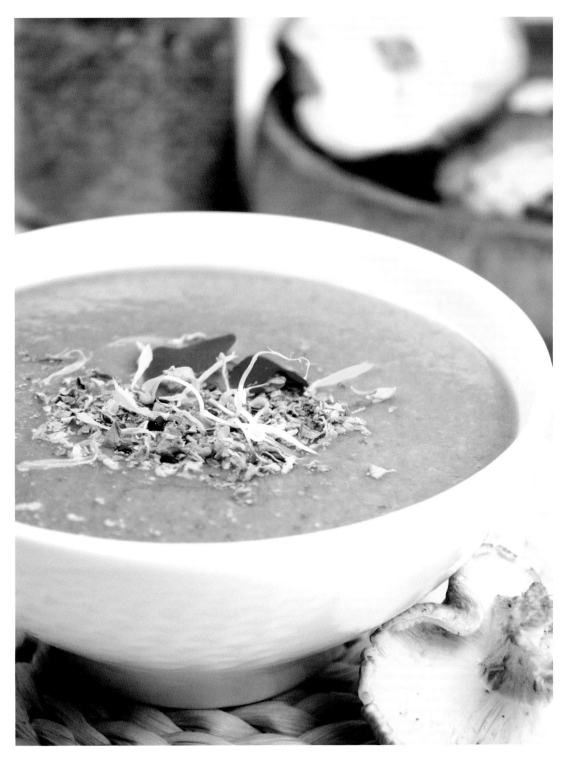

Crema de maíz

#cmaizcz

Ingredientes (4 personas)

300 ml de leche de coco
  sin aditivos ni edulcorantes
400 ml de agua
2 dientes de ajo
60 ml de salsa de soja o tamari
400 g de maíz ecológico
  (3 mazorcas crudas
  desgranadas)
1 cucharada de cúrcuma en polvo
cilantro (opcional)
granos de comino (para decorar)

Utensilios necesarios

Espátula y batidora de gran
potencia

Preparación

🕙 10 min preparación

▢ 5 días en la nevera en un recipiente hermético

⊗ fácil ○ normal ○ difícil

Con la batidora, tritura todos los ingredientes (excepto la leche) junto con el agua hasta obtener una crema espesa y uniforme. Si la quieres tomar caliente, agrega agua caliente en lugar de fría.

Cuela la crema para obtener una textura refinada.

A continuación, incorpora la leche de coco y sigue batiendo hasta conseguir una sopa cremosa.

Queda muy buena si al servirla se espolvorea con algunos granos de comino.

Beneficios

– La historia del maíz morado se remonta a la cultura inca del Perú. Enriquece tus sopas y cremas con este superfood, ya que es un potente antioxidante natural que previene la degeneración de algunas de las células de nuestro organismo.
– Es muy recomendable utilizar un maíz ecológico del que sepamos su procedencia, ya que el maíz es uno de los cereales más transgénicos que existen, pues se cultiva a gran escala para la población mundial y su procedencia es la mayoría de veces dudosa.

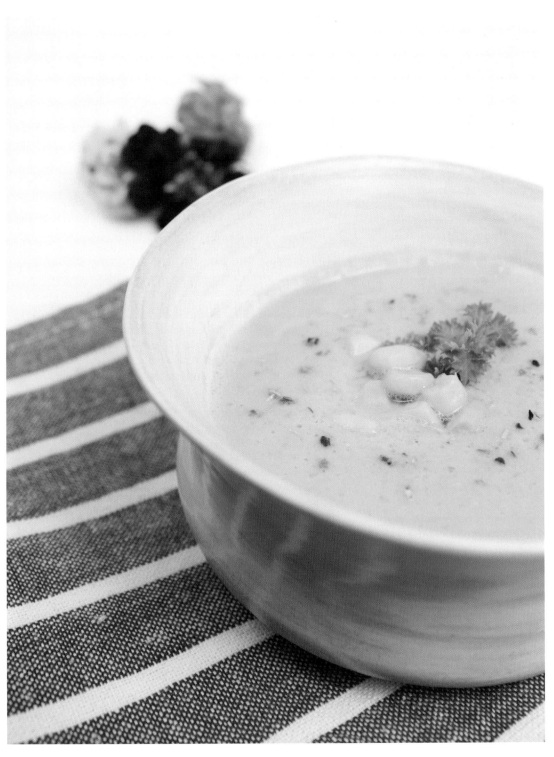

Sopa de lentejas hogareña

#lentejascz

Ingredientes (4 personas)

250 g de lentejas rojas
500 ml de agua
1 cebolla cortada en dados
4 dientes de ajo laminados
1 trocito de jengibre
 al gusto pelado
la ralladura de 1 limón
2 tomates medianos
½ pimiento rojo
sal

Para el toque secreto

½ cucharadita de mostaza
 en semillas o en polvo
½ cucharadita de páprika
½ cucharadita de cúrcuma
1 cucharada de aceite de oliva
½ lima
manojo de cilantro
bayas de goji
sal

Utensilios necesarios

Espátula, olla, cuchillo y tabla
para cortar

Preparación

🕐 45 min preparación

❄ 4 días en la nevera

○ fácil ⊗ normal ○ difícil

Limpia bien las lentejas en un colador y déjalas en remojo durante unos 30 minutos.

Una vez escurridas, ponlas en una olla con el agua y todos los ingredientes de la sopa menos la sal. Para que las lentejas se mantengan tiernas durante la cocción, no agregues la sal hasta el final; si lo haces antes se reblandecerán demasiado. Cuécelas hasta que estén tiernas, entre 35 y 40 minutos.

Elaboración del toque secreto: debes hacerlo de forma muy precisa para sacar el aroma de todas las especias sin calentarlas demasiado y así poder aprovechar todos sus beneficios medicinales. Calienta el aceite por debajo de los 45°C en una sartén antiadherente y agrega todos los ingredientes del toque secreto. Enseguida, apaga el fuego y tapa la sartén. Es muy importante vigilar que no se quemen.

Para terminar, vierte el toque secreto en la sopa de lentejas.

Consejo

– Cuando llegan esos días de frío, ya sea físico o emocional, y tenemos la necesidad de volver a sentir esa sensación de confort, de hogar…, esta es una sopa ideal. Enseguida la casa se impregna de ese aroma cálido que se desprende cuando en la cocina se está llevando a cabo un proceso de alquimia.
– Esta sopa cuenta, además, con un quinto elemento: el toque secreto para que aquel que la tome por primera vez quiera volver a repetir.

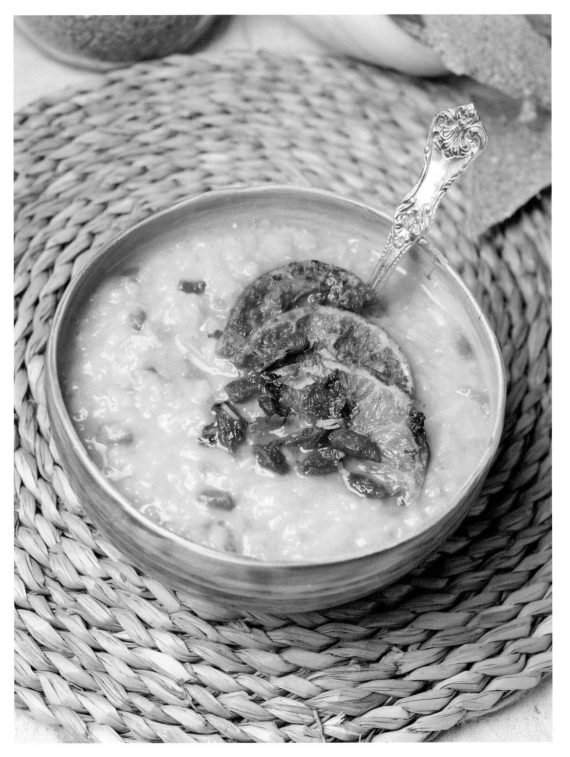

Crema verde de pistachos

#cverdecz

Ingredientes (4 personas)
800 ml de agua
200 g de espárragos verdes
1 aguacate
¼ de zumo de lima
60 g de albahaca fresca
80 g de pistachos
2 cucharaditas de sal marina
½ cebolla mediana
brotes de puerro (para decorar)

Utensilios necesarios
Espátula, cuchillo, tabla de cortar
y batidora de alta potencia

Preparación

🕐 5 min preparación

🗄 3 días en la nevera en un recipiente hermético

⊗ fácil   ○ normal   ○ difícil

Limpia y corta los espárragos y quita la piel del aguacate.

Tritura todos los ingredientes junto con la mitad del agua hasta obtener una crema espesa y uniforme.

Para terminar, agrega el resto del agua y mézclalo todo hasta conseguir una sopa fina y cremosa.

Sirve en boles y decora con los brotes de puerro.

Consejo
— No por ser sopa cruda no podemos tomarla caliente. Si queremos aprovechar su gran aporte de vitaminas y enzimas solo tenemos que vigilar no calentarla por encima de 42°C. Un truquito para calentarla y saber que no nos pasamos es calentar primero el agua que vamos a usar para realizar la sopa a la temperatura deseada y después triturarla con los vegetales.
— Es como si te tomaras un batido verde, solo que hemos sustituido las hojas verdes por espárragos y hemos agregado aguacate para obtener mayor cremosidad.

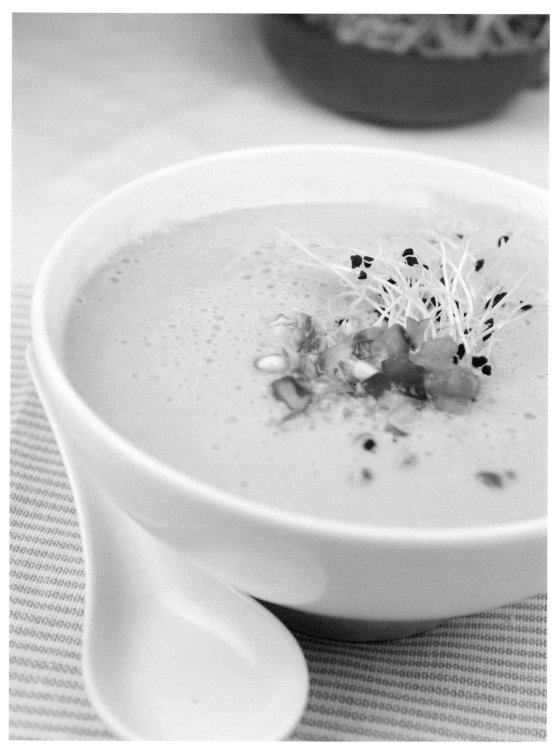

Crema de miso, *shiitake* y algas

#cmisocz

Ingredientes (4 personas)
Para la sopa base
1 l de agua mineral
2 cucharadas de miso blanco
250 g de anacardos
2 dátiles deshuesados
1 cucharada de alga dulse
  en copos
pimienta
sal

Para marinar los shiitakes
200 g de setas shiitake
1 cucharada de aceite
  de oliva virgen
1 cucharada de tamari
1 cucharada de zumo de limón

Para decorar
15 g de alga hijiki rehidratada
  y escurrida
15 g de alga wakame rehidratada
  y escurrida

Utensilios necesarios
Espátula, cuchillo, tabla
de cortar, batidora de alta
potencia y boles

Preparación

🕐 15 min preparación

🗓 3 días en la nevera en un recipiente hermético

⊗ fácil ◯ normal ◯ difícil

Corta los *shiitakes* en láminas y marínalos en un bol durante 30 minutos con el aceite de oliva, el tamari y el zumo de limón.

Mientras, prepara la sopa base mezclando todos los ingredientes con una batidora de alta potencia hasta conseguir una textura cremosa bien fina. Rectifícala de sal y pimienta.

Finalmente, distribuye la sopa en boles y decórala con un poquito de los *shiitakes* marinados y un poquito de cada alga (*hijiki* y *wakame*).

Consejo
— Es ideal para esos días fríos de invierno en que quieres comer crudo a la vez que sentirte calentito, saciado y con sensación de confort.
— Si la quieres tomar caliente, calienta el agua indicada en la sopa base; eso sí, a menos de 45 °C si quieres mantener al máximo su valor nutricional.

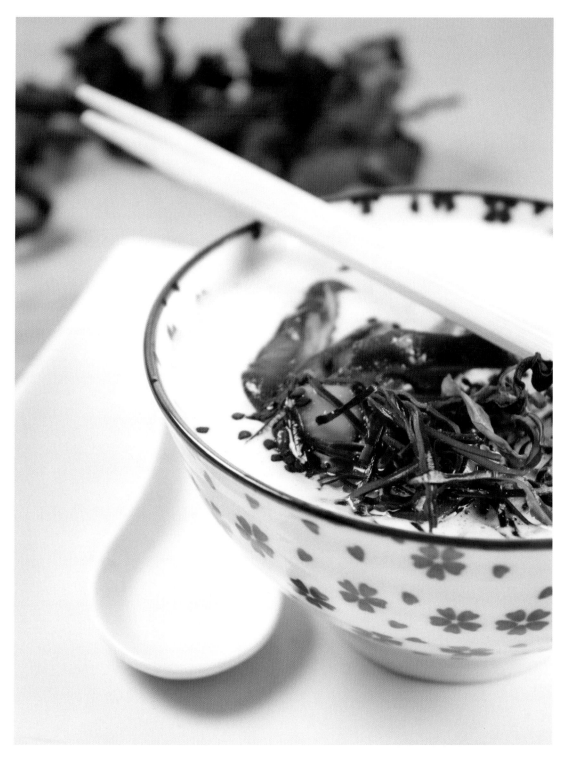

Platos principales

Hamburguesas de supersemillas

#hamburguesacz

Ingredientes (4 personas)

400 g de zanahorias ralladas
450 g de espinacas
2 cucharaditas de orégano
1 cebolla pequeña
2 cucharaditas de ajo en polvo
10 tomates secos sin sal,
   hidratados en agua
2 cucharadas de aceite
   de oliva virgen
50 g de semillas de girasol enteras
50 g de semillas de chía trituradas
50 g de semillas de lino trituradas
150 ml de agua
sal

Utensilios necesarios

Espátula, cuchillo, tabla para cortar, bol y horno o deshidratador

Preparación

🕐 35 min preparación + 8 h deshidratación (versión *raw*)

❄ 4 días en la nevera

⊗ fácil   ○ normal   ○ difícil

Lava y ralla las zanahorias. Ponlas en un bol.

Ralla la cebolla y agrégala al bol.

Incorpora el resto de los ingredientes, menos las semillas de chía, de girasol y de lino y el agua.

Tritura las semillas de girasol, agrega las de chía y de lino hasta que sean como harina y mézclalas con el agua.

Deja un momento que espese el gel que se va a formar, y que podrá usarse a modo de huevo para que los ingredientes de la hamburguesa queden bien unidos.

Después, agrega el gel al bol con el resto de los ingredientes y amásalos con las manos para que se mezclen bien. Si la masa es demasiado pegajosa y casi imposible de manipular es porque hay demasiado gel y poca masa. En tal caso, agrega más zanahoria rallada y rectifica de sal y orégano.

Finalmente, forma las hamburguesas. Puedes comerlas en su versión *raw*, simplemente dejándolas deshidratar durante 8 horas en un deshidratador, o puedes dorarlas en el horno o en la sartén con muy poquito aceite.

Beneficios

— Esta hamburguesa nos aportará proteína y ácidos grasos omega-3. La podemos comer de más a menos ligera y libre de grasas saturadas según decidamos prepararla cruda, horneada o pasada por la sartén.

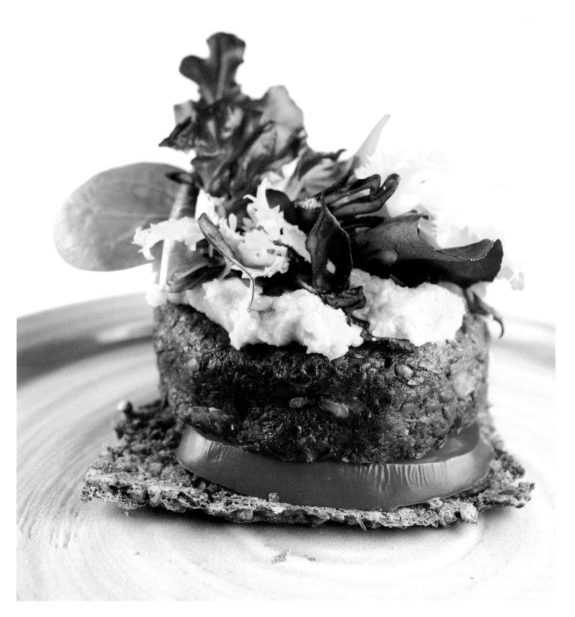

Burrito de alga nori

#burritocz

Ingredientes (6 personas)

1 aguacate
½ lechuga romana
½ bolsa de canónigos
3 tomates
6 láminas de alga nori
6 cucharadas de brotes de alfalfa
1 zanahoria

Para la salsa picante

2 cucharadas de tahini
1 cucharada de tamari
1 cucharada de zumo de limón
1 dátil deshuesado
cayena en polvo
sal

Utensilios necesarios

Espátula, molinillo o picadora,
cuchillo, tabla de cortar
y bol grande

Preparación

🕐 25 min preparación

📦 2 días en la nevera tapado herméticamente

⊗ fácil ◯ normal ◯ difícil

Corta la lechuga y la zanahoria en juliana y el aguacate y el tomate, en daditos. Mézclalo todo en un bol grande junto con los canónigos.

Elaboración de la salsa picante: tritura todos los ingredientes en un molinillo o picadora. Si queda muy compacta, agrégale un poquito de agua.

A continuación, mezcla la salsa en el bol con los vegetales y la alfalfa para formar un relleno.

Extiende las láminas de alga nori y forma burritos con el relleno.

Consejo

— Cuando empecé a introducir las algas en mi alimentación, esta fue la forma fácil de hacerlo hasta que poco a poco mi paladar se acostumbró a su sabor. Se trata de una forma no solo de ingerir los innumerables beneficios remineralizantes de las algas, sino también de comer ensalada en un formato diferente que la convierte en plato principal.
— Cuando le cojas el gusto al burrito, puedes hacer tus propias combinaciones de relleno.

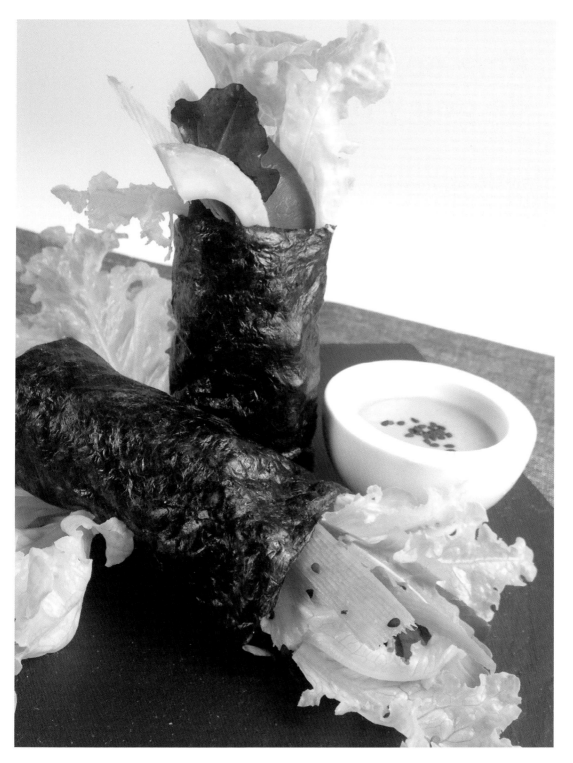

Kale con bayas de goji y piñones

#kalecz

Ingredientes (2 personas)

1,5 kg de col kale
20 g de bayas de goji remojadas
    durante 1 hora
20 g de piñones
aceite de oliva virgen
pimienta
sal

Utensilios necesarios

Espátula y sartén

Preparación

🕐 15 min preparación

▢ 2 días en la nevera en un recipiente hermético

⊗ fácil ◯ normal ◯ difícil

Limpia bien las hojas de *kale* y escúrrelas.

A continuación, saltéalas ligeramente con un poquito de aceite en la sartén.

Agrégales los piñones y las bayas de goji remojadas.

Para terminar, salpiméntalo todo al gusto y sigue salteándolo dos minutos más.

Consejo

– Esta es una buena versión de cómo transformar la típica receta de espinacas salteadas con piñones en una estupenda receta para levantar el vuelo.
– Además, también queda muy rica en crudo como ensalada. El truco está en masajear muy bien la *kale* con el aceite y la sal unos minutos antes de prepararla. Puedes agregarle como aliño final un chorrito de zumo de limón o de vinagre de manzana.

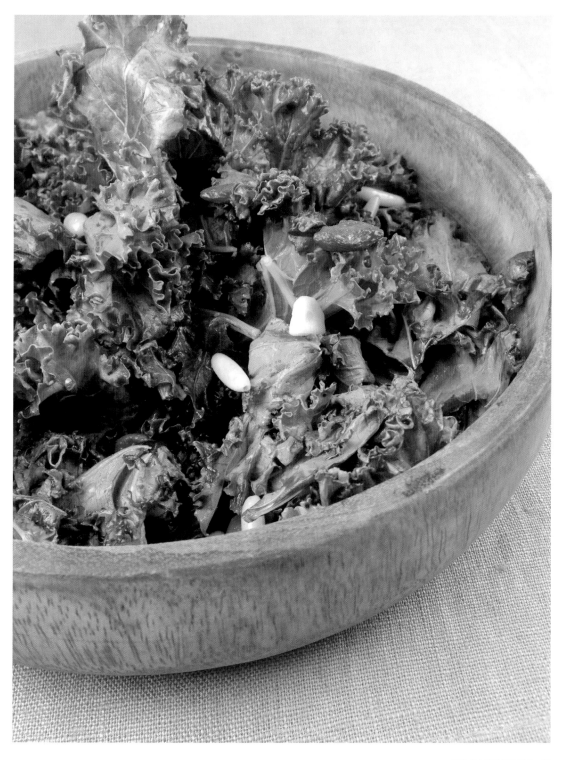

Zucchini mare e monti

#zucchinicz

Ingredientes (2 personas)

2 calabacines medianos
6 setas shiitake laminadas
1 cucharada de aceite de coco
½ cebolla
25 g de alga dulse deshidratada
2 cucharadas de avellanas
  troceadas
perejil

Utensilios necesarios

Espátula, mandolina o pelador
de vegetales, sartén, cuchillo
y tabla de cortar

Preparación

🕐 30 min preparación

❄ 3 días en la nevera en un recipiente hermético

⊗ fácil ◯ normal ◯ difícil

Con un pelador, corta los calabacines en tiras que recuerden a un tallarín ancho y resérvalas en papel de cocina secante para que absorba el agua que suelta el calabacín.

Deja reposar el alga dulse en un bol de agua durante 10 minutos para que vuelva a rehidratarse.

Corta la cebolla finamente a daditos.

En una sartén, calienta el aceite de coco y dora la cebolla. A continuación, agrega las setas *shiitake* laminadas y dóralas. Después, incorpora el alga dulse, las avellanas y un puñado de perejil y saltéalo todo durante 2 minutos más. Para terminar, agrega las tiras de calabacín y sigue salteando de 1 a 2 minutos más, lo justo para que aparezca un verde brillante. No te excedas en la cocción.

Sírvelo en platos y espolvoréalos con un poco de perejil fresco bien cortadito.

Consejo

– Cuanto más rápido y de corta duración sea el salteado más conservaremos todos los micronutrientes de estos alimentos.
– Esta versión *mare e monti* sin gluten está deliciosa y su ligereza la hace ideal como plato de esos mediodías en los que necesitamos sentir comida consistente, pero seguir despiertos para nuestras tareas de la tarde.

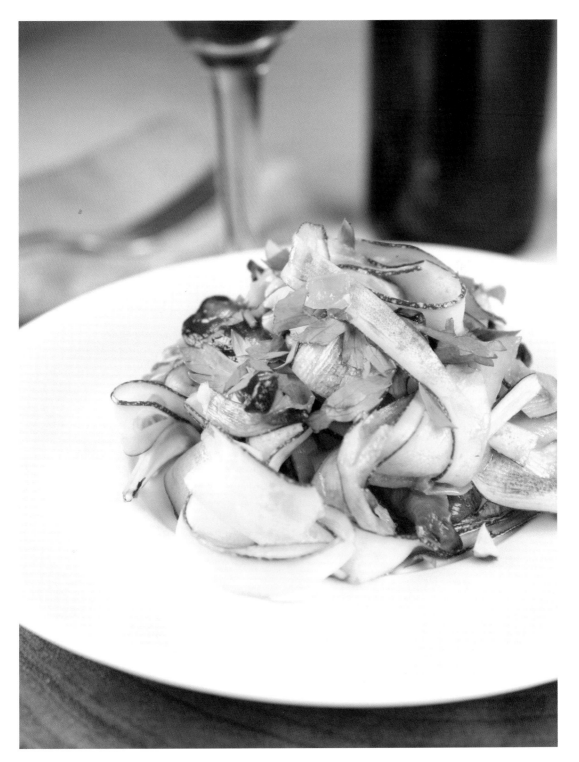

Quinoa
al pesto

#quinoacz

Ingredientes (4 personas)

450 g de quinoa
8 tomates secos
1 manojo de espinacas baby
   trinchadas al estilo chiffonade

Para el pesto

200 g de albahaca fresca
200 g de semillas de cáñamo
100 ml de aceite de oliva
   virgen extra
1 cucharadita de hierba de trigo
   en polvo
1 diente de ajo picado
1 cucharada de levadura
   nutricional
½ cucharadita de sal marina

Utensilios necesarios

Espátula, olla, batidora de alta
potencia o procesador
de alimentos y bol grande

Preparación

🕐 15 min preparación + 30 min cocción de la quinoa

❄ 2 días en la nevera en un recipiente hermético

○ fácil ⊗ normal ○ difícil

Elaboración del pesto: tritura en una batidora potente la albahaca, las semillas de cáñamo, la hierba de trigo en polvo, el aceite, la levadura nutricional, la sal y el ajo.

Pon a cocer la quinoa (1 medida de quinoa por 2 medidas de agua); mientras, deja en remojo los tomates secos durante 20 minutos para que se ablanden.

Transcurrido el tiempo, escurre bien los tomates rehidratados y córtalos en tiras.

En un bol grande, mezcla la quinoa a temperatura ambiente o suavemente calentita con el pesto, los tomates en tiras y las espinacas. Una vez bien mezclado, sírvelo en los platos y decóralo con hojitas de albahaca.

Consejo

– La quinoa también queda muy rica sustituyendo la salsa de pesto por la receta de kétchup (ver página 94).

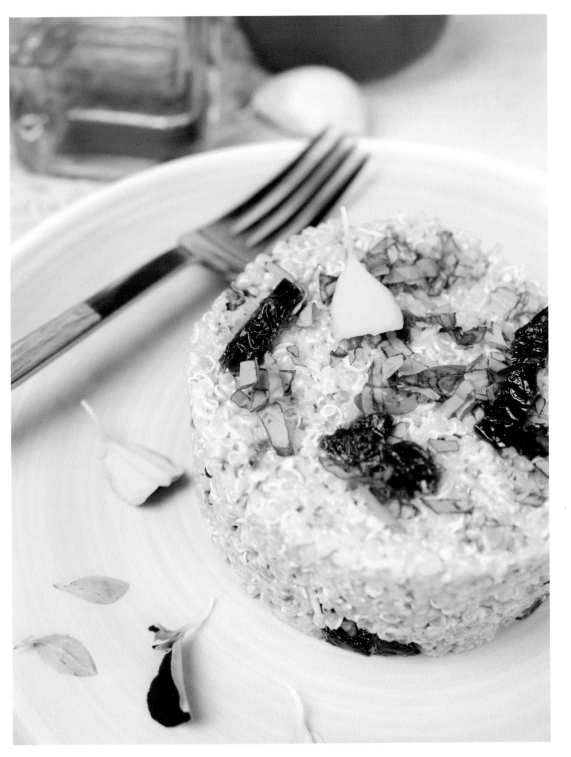

Polenta viva con *shiitakes*

#polentacz

Ingredientes (4 personas)
Para la polenta

1 diente de ajo
400 g de anacardos secos
6 mazorcas de maíz orgánico
   u 800 g de maíz crudo
   o congelado
el zumo de ½ limón
½ cebolla pequeña
1 cucharadita de cúrcuma
1 cucharadita de curry
pimienta negra
1 cucharadita de sal marina

Para la crema de shiitake

3 cucharadas de aceite
   de oliva virgen
7 setas shiitake
3 cucharadas de agua
1 cucharada de vinagre
   de manzana
1 diente de ajo
sal

Para decorar

daditos de apio
daditos de pimiento rojo
daditos de pimiento verde

Utensilios necesarios

Espátula, cuchillo,
tabla de cortar, batidora de alta
potencia, cuchara de helado
y boles de cristal

Preparación

🕐 30 min preparación

🗄 2 días en la nevera en un recipiente hermético

◯ fácil   ⊗ normal   ◯ difícil

Elaboración de la polenta: tritura en la batidora o procesador de alimentos el ajo, la sal y la pimienta negra; después, agrega los anacardos y vuelve a triturar. Reserva la mezcla en un bol. A continuación, tritura el maíz con el zumo de limón y mézclalo en el bol de los anacardos. Cuando todo esté bien mezclado ya puedes incorporar la cebolla, el curry y la cúrcuma y seguir removiéndolo todo hasta conseguir una masa espesa con tropezones que podrá cogerse muy bien con una cuchara de helado. Reserva la mezcla en el bol.

Elaboración de la crema de shiitake: tritura con una batidora todos sus ingredientes hasta conseguir una crema suave. Resérvala en un bol. Si te queda muy espesa, añade más agua.

Emplata colocando un montadito de polenta sobre la crema *shiitake* y decora con las verduras cortadas a daditos.

Consejo

– Atrévete a inventar platos utilizando otras verduras como tropezones. El calabacín y la zanahoria en crudo dan muy buen resultado.

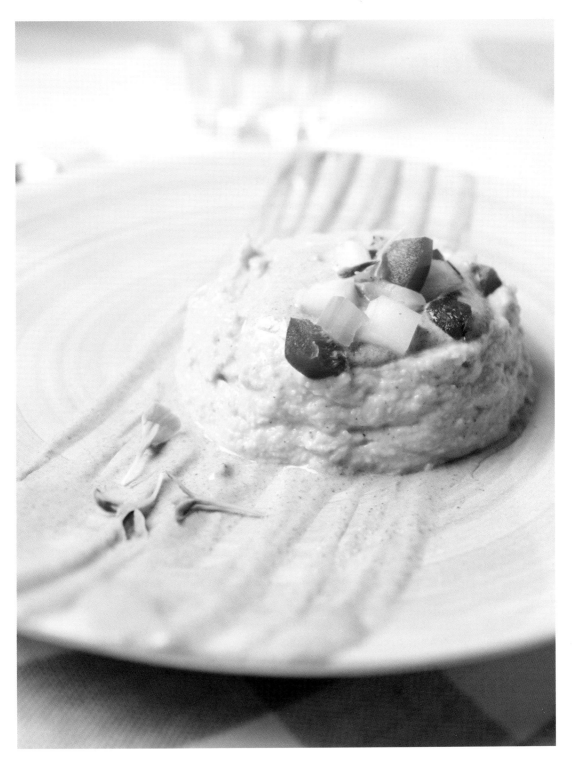

Crudipaella

#crudipaellacz

Ingredientes (4 personas)

½ cucharadita de cúrcuma
  en polvo
2 cucharadas de zumo de limón
120 ml de aceite de oliva
  virgen extra
60 ml de tamari
2 cucharaditas de miel cruda
2 cucharadas de cebolla en dados
3 ajos machacados
1 cucharadita de páprika dulce
  cayena
250 g de tempeh en dados
1 pimiento amarillo pequeño
1 pimiento rojo pequeño

Para el arroz

½ coliflor grande
90 g de piñones (previamente
  remojados durante 6 horas)
70 g de guisantes frescos
6 tomates deshidratados
  (previamente remojados 1 hora)
manojo de perejil trinchado
1 cucharada de estragón
  (opcional)
3 cucharadas de alga nori
  o de alga dulse en copos

Utensilios necesarios

Espátula, cuchillo, tabla de cortar,
procesador de alimentos o rallador,
dos boles y una paellera

Preparación

🕐 45 min preparación

▢ 2 días en la nevera en un recipiente hermético

⊗ fácil ◯ normal ◯ difícil

Remoja la cúrcuma con el zumo de limón y dos cucharaditas de agua unos 30 minutos.

Mientras, prepara una salsa para marinar mezclando en un bol el aceite de oliva, el tamari, la miel, la cebolla, los ajos, la páprika, una pizca de cayena y la cúrcuma remojada (cuando haya transcurrido el tiempo de remojo).

Seguidamente, dispón el *tempeh* y los pimientos cortados en un bol y déjalo marinar todo con la preparación durante 30 minutos.

Elaboración del arroz: pica la coliflor en un procesador de alimentos; con muy poquito tiempo bastará. Es importante no pasarnos en la trituración para que no se convierta en una pasta. Seguidamente, escurre los piñones, trocéalos con un cuchillo y mézclalos con el arroz de coliflor obtenido.

Para terminar, en una paellera, mezcla bien el arroz con la salsa marinada y el resto de los ingredientes. Pruébalo y agrégale tamari o zumo de limón, si es necesario.

Consejo

– Para obtener una consistencia parecida al arroz a partir de la coliflor, también se puede utilizar un rallador en vez de un procesador de alimentos.
– Esta versión cruda 100% basada en verduras sustituye el arroz por coliflor. Una versión más vital que nos mantendrá despiertos y alejados de la típica sensación de sueño que acompaña a este clásico plato español.

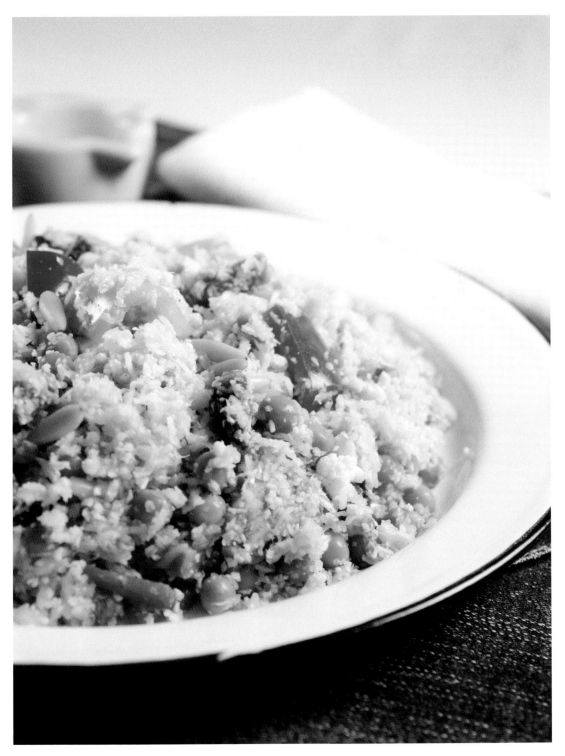

Bocados nori

#bnoricz

Ingredientes (16 bocados)

5 hojas de alga nori
160 g de trigo sarraceno
   germinado
1 mazorca de maíz grande
1 zanahoria grande
1 cucharada de tahini
1 cucharada de vinagre
   de umeboshi
3 cucharadas de copos de avena
1 cucharada de perejil
   bien picado
pizca de cúrcuma
semillas de sésamo para decorar
sal marina

Utensilios necesarios

Espátula, tijera, tabla de cortar,
procesador de alimentos
o rallador, cuchara y bol

Preparación

🕐 30 min preparación + 15 min reposo en la nevera

❄️ 2 días en la nevera en un recipiente hermético

⭕ fácil ⊗ normal ⭕ difícil

Corta el alga nori en tiritas de 2,5 x 12 centímetros.

Desgrana la mazorca de maíz y pela y corta la zanahoria en pequeños daditos.

Tritura los brotes de trigo sarraceno con unas gotas de agua en el procesador de alimentos.

Seguidamente, dispón todos los ingredientes en un bol, agrega la sal al gusto y mézclalo bien con una cuchara.

Introduce esta masa en la nevera durante un mínimo de 15 minutos para que coja más consistencia.

Transcurrido el tiempo, divide la masa en 16 porciones. Con cada porción haz una bolita con la palma de las manos.

Después, presiona suavemente cada bola, enróllala con una de las tiras de nori y presiona un poquito para que el relleno se quede fijo y pegado. Con otra tira de alga nori, enrolla la bola en la dirección contraria a la anterior; de este modo el relleno quedará enteramente cubierto.

Repite la operación con cada bola. Aunque el alga nori es crujiente, se reblandecerá fácilmente con la humedad del relleno y la de las manos, por lo que será de muy fácil manipulación.

Consejo

- Es recomendable mojarse las manos con agua antes de separar las porciones para que la masa no se te quede pegada y puedas manipularla con facilidad.
- Esta combinación, inspirada en los *makis* de sushi, está deliciosa y es muy fácil de llevar a cualquier parte, ya que el vinagre de *umeboshi* actúa como conservante natural.

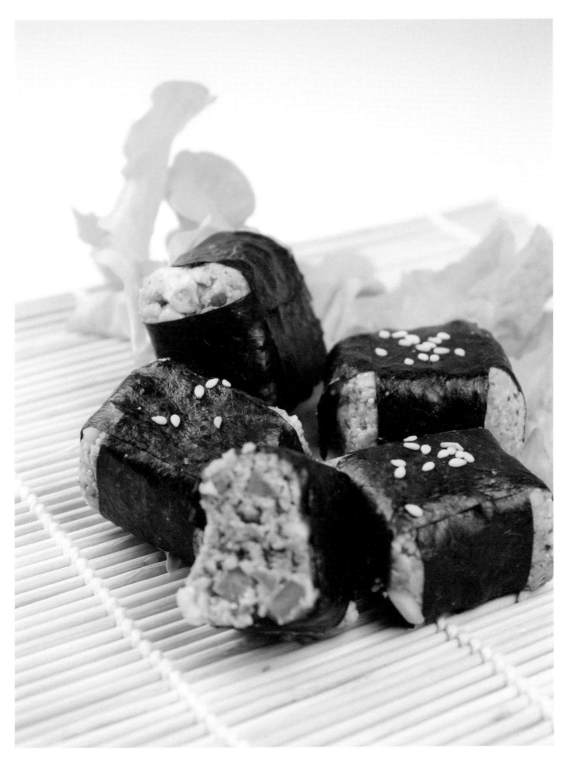

Postres

Bavaroise de limón y sirope de frambuesas

#bavaroisecz

Ingredientes (6 personas)

250 g de anacardos
60 ml de zumo de limón
150 ml de jarabe de arce
150 ml de aceite de coco líquido
2 cucharadas de piel
  de limón rallada
½ cucharadita de vainilla
  en polvo
sal

Para el sirope de frambuesas

250 g de frambuesas
4 cucharadas de jarabe de arce
2 cucharadas de ralladura
  de limón

Para el topping

4 cucharadas de nueces pecanas
2 cucharadas de nibs de cacao
1 cucharada de azúcar de coco

Utensilios necesarios

Espátula, cuchillo, tabla
de cortar, molinillo o picadora
y robot de cocina

Preparación

🕐 25 min preparación + 6 h remojo de los anacardos

🗄 3-4 días en la nevera tapado herméticamente
o durante meses en el congelador

○ fácil   ⊗ normal   ○ difícil

Tritura los anacardos, el zumo de limón y el jarabe de arce en una batidora o robot potente.

Sin dejar de triturar, agrega primero el aceite de coco y, después, el resto de los ingredientes. Bátelo todo hasta obtener una crema homogénea.

Seguidamente, llena las copas en las que servirás la *bavaroise* hasta la mitad y ponlas en el congelador.

Mientras toma consistencia, prepara el sirope de frambuesas triturando todos sus ingredientes hasta conseguir la textura deseada.

Vierte un poco de sirope en cada copa del congelador y cúbrelo con otra capa de *bavaroise*.

Tritura durante 2 segundos con un molinillo o picadora los ingredientes del *topping*. Es importante no pulverizarlos y que queden trocitos que aporten una textura crujiente a este postre.

Para terminar, decora cada copa con este *topping*.

Consejo

– Esta *bavaroise* propone una alternativa sin lactosa a la receta tradicional, normalmente muy cremosa y espesa, que se elabora con nata y gelatina. Puedes prepararla con cualquier jarabe de frutas que te guste siguiendo el mismo procedimiento que con los arándanos.
– Al tratarse de un postre helado, puedes elaborarlo cuando tengas tiempo y dejarlo durante meses en el congelador.

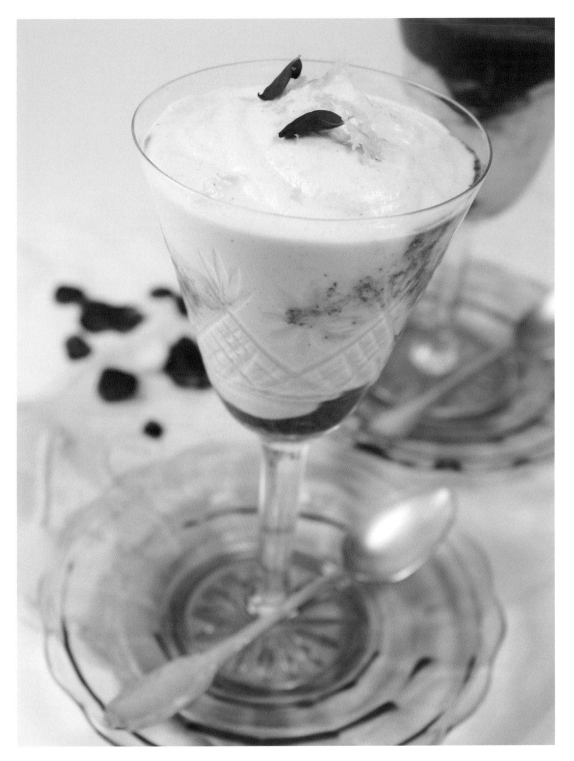

Pudín de chía
y calabaza especiado

#pudincz

Ingredientes (4 personas)

500 g de calabaza pelada
4 cucharadas de semillas de chía
500 ml de leche de almendras
(ver receta en pág. 182)
1 cucharada de extracto
de vainilla
1 cucharada de lúcuma
1 cucharadita de canela
½ cucharadita de jengibre
en polvo
sirope de arce para endulzar
al gusto (opcional)
nibs de cacao (para decorar)
semillas de calabaza
(para decorar)
nuez moscada
pimienta (opcional)

Utensilios necesarios

Bol grande, olla de vapor
y espátula

Preparación

🕐	20 min preparación + 4 h de reposo
📇	2 días en la nevera en un recipiente hermético
⊗ fácil	◯ normal	◯ difícil

Mezcla las semillas de chía con la leche en un recipiente tapado y déjalo reposar en la nevera un mínimo de 4 horas hasta que la chía dé su textura gelatinosa a la leche.

Mientras, elabora un puré con la calabaza. Cuécela al vapor durante 5 minutos, tritúrala y déjala enfriar.

En un bol, mezcla la leche con la chía, las especias, la vainilla, la lúcuma, el puré de calabaza y el sirope de arce. Resérvalo en la nevera. Si la calabaza es dulce, no hace falta agregarle la cucharada de sirope de arce.

Cuando esté bien frío, sírvelo en vasos individuales y decóralo con *nibs* de cacao y semillas de calabaza.

Consejo

– Cuando pensamos en un postre saciante, sobre todo en los días de frío, muchas veces nos viene el deseo automáticamente de azúcar y crema. Chía y calabaza nos dan la misma sensación de saciedad, pero con el doble de ventajas para nuestra digestión y nuestra salud. El dulce de la calabaza rica en fibra reduce el impacto de su índice glucémico en sangre. Este postre rompe todos tus esquemas.

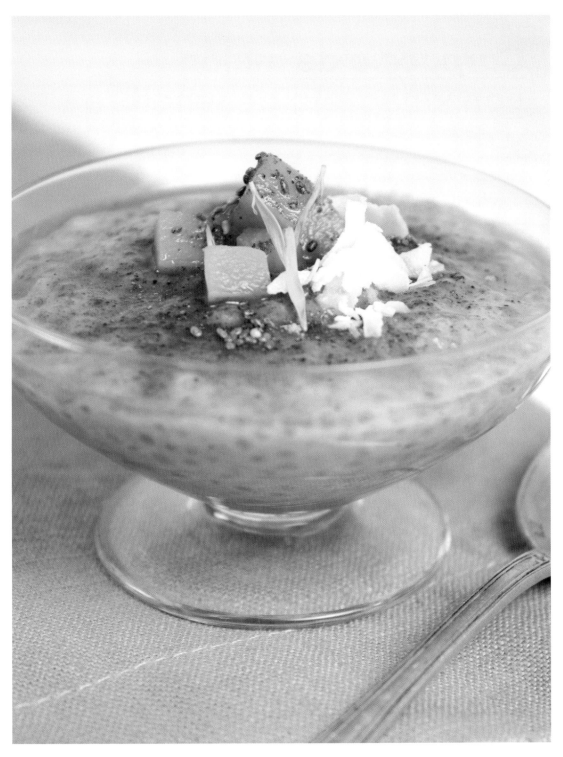

Carpaccio de melón con vinagreta de jengibre y *matcha*

#carpacciomcz

Ingredientes (4 personas)
½ melón

Para la vinagreta de jengibre
1 raíz de jengibre
3 cucharadas de zumo de limón
2 cucharadas de agave

Para la guarnición
pistachos pelados
1 cucharadita de matcha en polvo
sal de flores

Utensilios necesarios
Cuchillo bien afilado para cortar carpaccio y bandeja

Preparación

🕐 20 min preparación

▫️ 2 días en la nevera en un recipiente hermético

⊗ fácil ◯ normal ◯ difícil

Corta la carne del melón en lonchas longitudinales muy finas y cada loncha longitudinal en dos.

Elaboración de la vinagreta de jengibre: ralla el jengibre. Una vez rallado, apriétalo bien con la mano hasta obtener dos o tres cucharadas de su zumo. Seguidamente, mezcla bien con unas varillas el zumo de limón, el zumo de jengibre y el agave.

Deja las lonchas de melón macerando en la vinagreta en la nevera durante unos minutos.

Sirve unas seis o siete lonchas de melón por persona y decóralas con pistachos, la cucharadita de *matcha* en polvo y sal de flores.

Consejo
− Este es un plato ideal para aquellos días de verano en que uno llega a casa con más sed que hambre, pero le apetece morder algo para bajar el nivel de estrés y tener el estómago entretenido. Además, es un postre que puede servir como plato único cuando nuestra digestión se siente perezosa o como postre a media tarde.

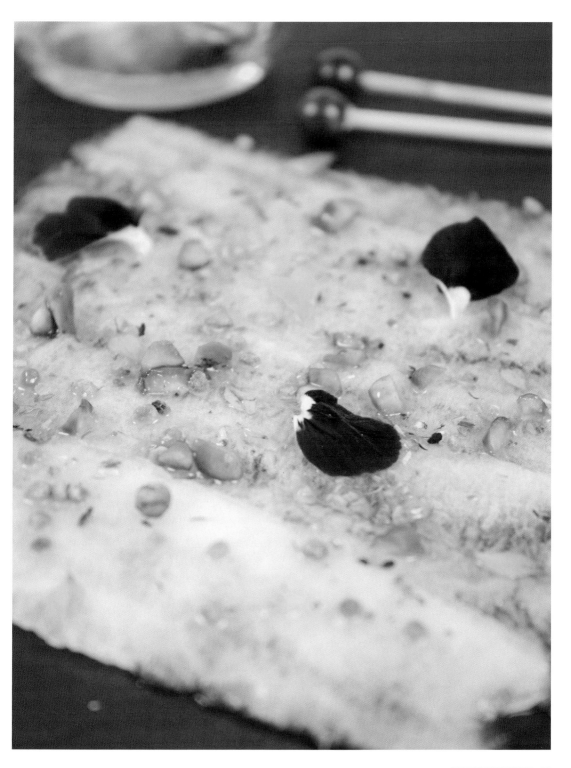

Helado morocco

#moroccocz

Ingredientes
(para ½ litro de helado)
250 g de anacardos
125 ml de jarabe de arce
300 ml de agua
60 ml de aceite de uva
4 gotas de aceite esencial
de menta
1 ½ cucharadas de té matcha
en polvo

Utensilios necesarios
Batidora de alta potencia,
heladera y espátula

Preparación

🕐 15 min preparación + proceso de congelación

❄ 2 días en la nevera en un recipiente hermético

⊗ fácil   ◯ normal   ◯ difícil

Bate los anacardos con el jarabe de arce, el aceite de uva y una parte del agua. Cuando ya tengas una masa homogénea, agrega el agua restante poco a poco hasta conseguir la textura cremosa y fina deseada.

Una vez todo bien batido, incorpora las gotas de aceite esencial de menta y la *matcha* en polvo. Bátelo de nuevo 3 segundos para que quede bien disuelto.

Seguidamente, vierte la preparación en una heladera y déjala solidificar en el congelador.

Una vez congelada, vuélvela a triturar para romper los cristales.

Consejo
– La misma base de anacardos puede servir para elaborar helado de otros sabores; por ejemplo, queda muy bien con leche de coco, fresas o arándanos.

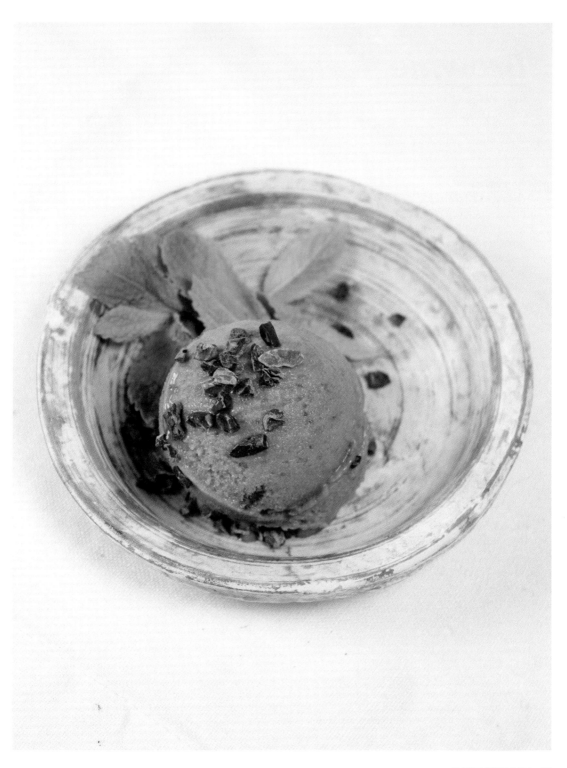

Brownie

#browniecz

Ingredientes
(para 12 raciones)
50 g de cacao en polvo
600 g de dátiles medjool sin hueso
600 g de nueces pecanas
1 cucharada de aceite de coco
½ cucharadita de esencia
  de vainilla
1 cucharadita de acai en polvo
sal

Para el glaseado
60 ml de aceite de coco fundido
1 cucharada de agua
30 g de cacao en polvo
2 cucharadas de sirope de agave
1 cucharadita de esencia
  de vainilla
sal

Para decorar
nibs de cacao

Utensilios necesarios
Procesador de alimentos,
espátula, bol, varillas de batir
y molde cuadrado de unos
20 x 20 cm

Preparación

🕐 15 min preparación + 1h solidificación en la nevera

📦 2 semanas en la nevera en un recipiente hermético
o 4 meses en el congelador

○ fácil ⊗ normal ○ difícil

En el procesador de alimentos, tritura los dátiles sin hueso.

Aparte, tritura las nueces pecanas de forma que queden trocitos de ellas.

Seguidamente, incorpora los dátiles picados a las nueces pecanas junto con el resto de los ingredientes y mézclalos a mano hasta obtener una masa espesa y uniforme.

Vierte la mezcla en un molde cuadrado e iguálala con la ayuda de una espátula. Resérvala.

Elaboración del glaseado: bate con las varillas todos los ingredientes. Recuerda que debes fundir previamente el aceite de coco para que se mezcle bien y el glaseado dé una buena textura.

A continuación, reparte uniformemente este glaseado por encima del *brownie* y déjalo reposar en la nevera 1 hora hasta que el glaseado se solidifique.

Sírvelo cortado a cuadraditos y decora cada uno con *nibs* de cacao.

Consejo
—Para esos días en que el cuerpo nos pide chocolate, este *brownie* es una auténtica cápsula de energía. Puedes servirlo como postre en días especiales o tenerlo preparado para picar algo a media tarde. Es más contundente y nutritivo que cualquier *brownie* regular a base de harinas y azúcares refinados, así que con muy poquito verás como te quedas muy saciado.

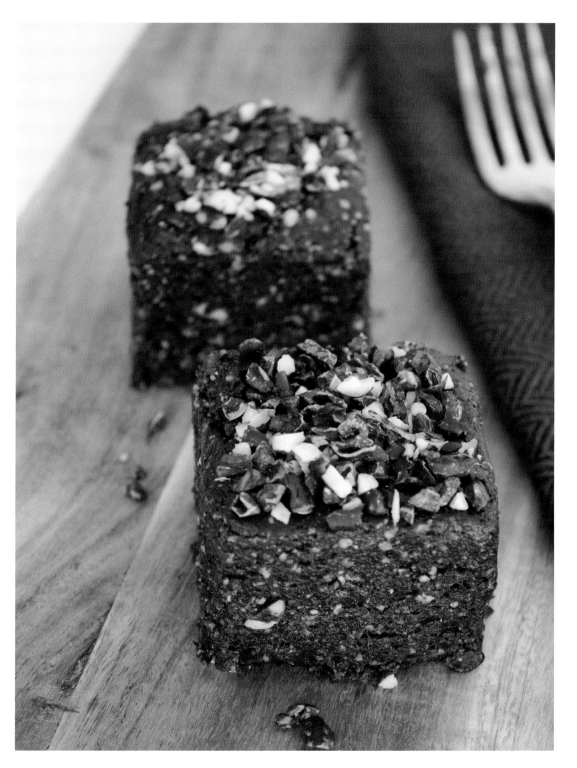

Bocaditos crujientes de plátano

#bocaditoscz

Ingredientes (15 bocaditos)

2 plátanos grandes
3 cucharadas de tahini
½ cucharada de cacao crudo
en polvo
2 cucharadas de aceite
de coco líquido
1 cucharada de nibs de cacao
1 cucharada de pistachos
fileteados
2 cucharadas de coco rallado
o en láminas deshidratadas

Utensilios necesarios

Espátula, olla, cuchillo,
tabla de cortar, bandeja
y molinillo de café o picadora

Preparación

🕐 15 min preparación + 40 min congelación

❄ 2 días en la nevera en un recipiente hermético

⊗ fácil   ◯ normal   ◯ difícil

Corta los plátanos en rodajas gruesas.

Forra una bandeja grande con papel vegetal.

Dispón encima las porciones de plátano.

Seguidamente, unta la superficie de cada plátano con *tahini* e introduce la bandeja en el congelador durante 40 minutos.

Cuando falten 5 minutos para sacar los plátanos del congelador, deshaz el aceite de coco al baño maría y cuando esté líquido mézclalo con el cacao en polvo hasta que quede una pasta o crema de chocolate.

Ahora ya puedes sacar los plátanos del congelador y rociar cada porción con la crema de chocolate, unos cuantos *nibs* de cacao, los pistachos fileteados y el coco rallado

Para servirlos, pincha cada bocadito con un palillo para facilitar su disfrute.

Consejo

– Si sirves los bocados congelados se convierten en una alternativa al helado, ya que la textura cremosa del plátano recuerda a la del helado.

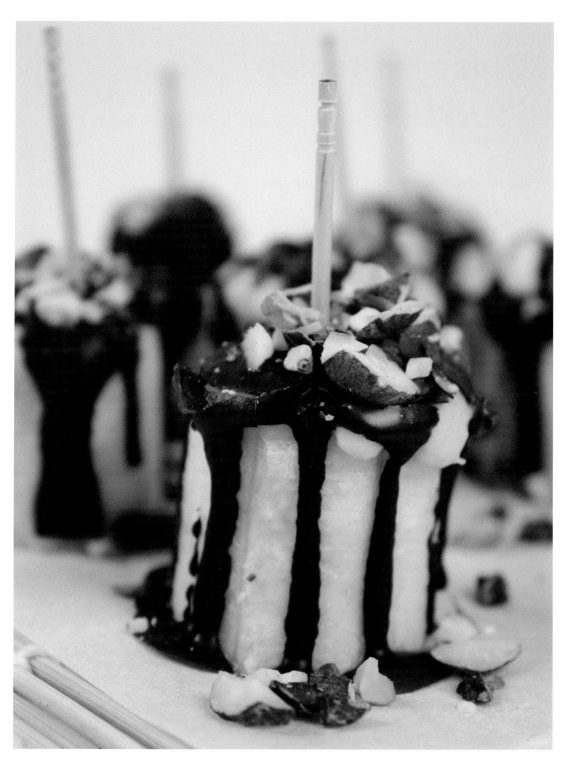

Dulce tentación de cereza

#tentacioncz

Ingredientes (12 a 20 trufas)

4 a 6 dátiles

50 g de cerezas deshidratadas
(también pueden ser arándanos
deshidratados)

225 g de avellanas picadas

1 cucharada de semillas
de lino molidas

50 g de maca

50 g de cacao en polvo

50 g de frutos secos (almendras,
pistachos, avellanas...) picados

50 ml de leche de almendras
(ver receta en pág. 182)

½ cucharadita de vainilla
en polvo

1 cucharadita de canela

50 g de té matcha

Utensilios necesarios

Espátula, procesador
de alimentos, bol y varios platos

Preparación

🕐 15 min preparación + 1h reposo en la nevera

❄ 3 días en la nevera en un recipiente hermético

○ fácil ⊗ normal ○ difícil

Pon los dátiles deshuesados y las cerezas (o arándanos) a remojar en agua en un bol durante 20 minutos.

Transcurrido este tiempo, escurre bien los dátiles y las cerezas y reserva el agua del remojo.

Seguidamente, pon los dátiles y las cerezas en un procesador de alimentos y tritúralos hasta conseguir una pasta. Para ello, puedes agregar un poco del agua del remojo si crees que es necesario.

Mezcla muy bien las avellanas picadas, las semillas de lino molidas, la vainilla y la canela con la pasta de dátiles y cerezas. Si la pasta te resulta muy seca, puedes agregarle un poquito de leche de almendras.

Coge esta masa y divídela en 15 a 20 porciones del tamaño de una trufa. Dale forma redonda a cada porción con las palmas de tus manos.

Por último, recubre cada trufa con la cobertura deseada: maca, té matcha, cacao en polvo, frutos secos bien picados...

Consejo

—Para una consistencia más sólida y compacta, deja reposar estas trufas sanas y deliciosas como mínimo 1 hora en la nevera antes de servirlas.

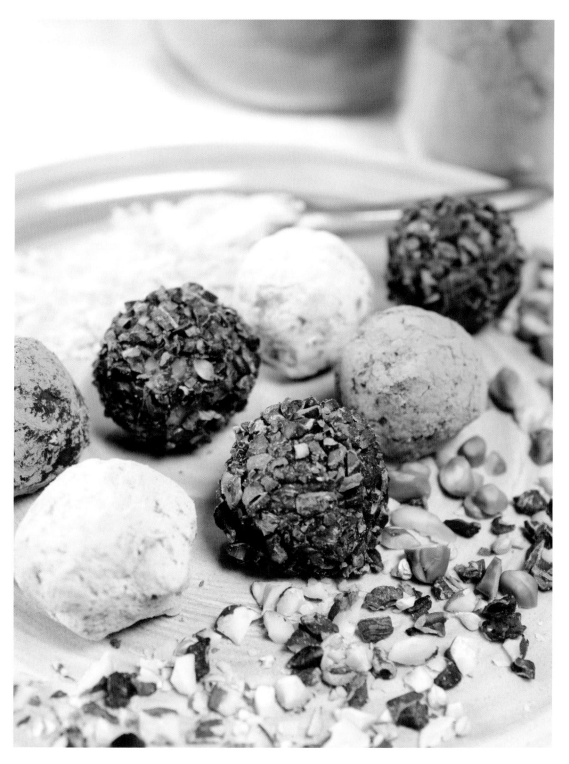

Salsas

Mantequilla de ajo

#mantequillacz

Ingredientes (2 tazas)

500 g de anacardos previamente
  remojados durante 6 horas
250 ml de aceite de coco
  líquido
1 cucharadita de lúcuma
1 diente de ajo
¼ de cucharadita de sal

Utensilios necesarios

Espátula, recipiente de cristal
y batidora de alta potencia

Preparación

🕐	2 min preparación + 6 h remojo de los anacardos
❄	2 meses en la nevera en un recipiente hermético
⊗ fácil	◯ normal ◯ difícil

Escurre los anacardos.

En una batidora de alta potencia o procesador de alimentos, tritura todos los ingredientes hasta conseguir una textura suave (1 a 2 minutos).

Llena un recipiente de cristal con la preparación y déjala solidificar en la nevera. Ya estará lista para untar en cualquier momento Esta mantequilla, además de untarse en *crackers* o tostaditas, te puede servir de comodín para realzar o enriquecer el sabor de salsas, sopas y otras recetas.

Beneficios

– Esta variación de la mantequilla tradicional te ofrece una versión mucho más sana.
El aceite de coco, la base de esta mantequilla, es más fácil de metabolizar por nuestro organismo que la mantequilla de vaca.

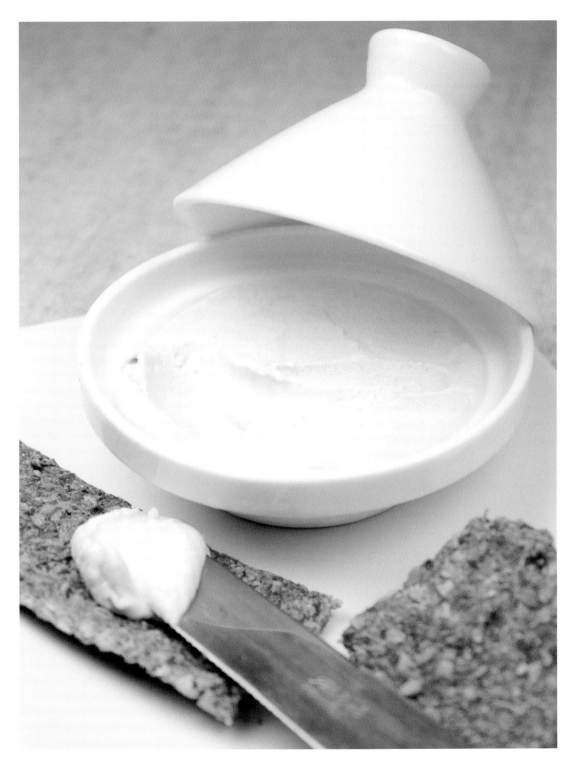

Pesto de cáñamo y nueces

#pestocz

Ingredientes (4 personas)

150 g de semillas de cáñamo

150 g de nueces previamente
   remojadas durante 6 horas

3 cucharadas de aceite de oliva

1 cucharadita de miso disuelto
   con 2 cucharadas de agua
   caliente

1 cucharada de levadura
   nutricional

1 diente de ajo

albahaca fresca

2 a 3 cucharadas de agua fresca

Utensilios necesarios

Espátula y batidora

Preparación

🕐 10 min preparación + 6 h remojo de las nueces

📦 5 días en la nevera tapado herméticamente

⊗ fácil   ○ normal   ○ difícil

Tritura todos los ingredientes juntos en una batidora hasta conseguir la consistencia deseada, y ya está listo.

Consejo

– La salsa pesto, con su intenso aroma mediterráneo, puede mejorar muchísimo nutricionalmente si se sustituye el queso por levadura nutricional y agregándole un superfood como las semillas de cáñamo, que le aportan una buena dosis de aminoácidos esenciales y ácidos esenciales omega-3, por lo que esta salsa nos permitirá guardar el equilibrio perfecto entre los ácidos grasos omega-6 y los menos abundantes omega-3. Debido a su textura, esta salsa funciona con los platos de salsa o tomada como aperitivo junto con unas crudités vegetales.

– Con la misma receta pero simplemente agregando un diente más de ajo, cambiando las nueces por anacardos previamente remojados; el miso, por sal marina, y eliminando la albahaca y la levadura nutricional puedes conseguir una salsa alioli.

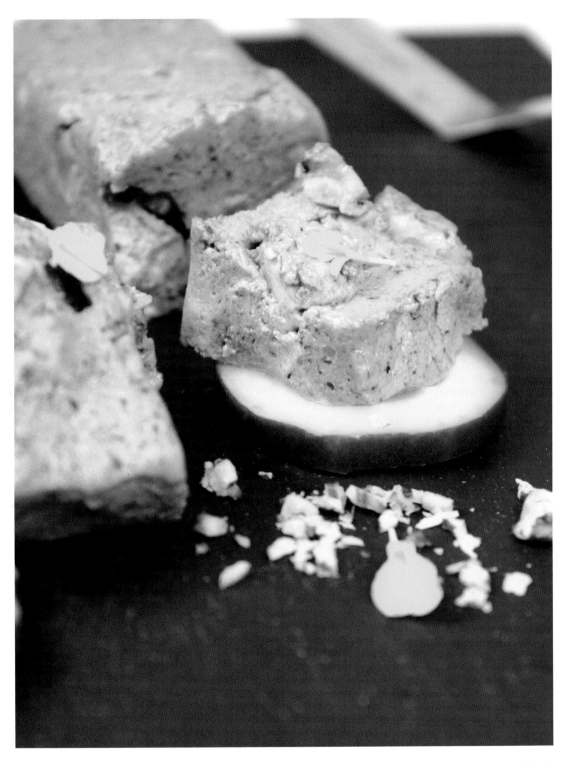

Paté de menta con guisantes y espirulina

#patementacz

Ingredientes (3 personas)

180 ml de zumo de limón

3 cucharadas de aceite de oliva

3 cucharadas de tamari
o salsa de soja

2 ajos pequeños pelados

200 g de tahini

manojo de hojas de menta
sin los tallos

½ cucharadita de espirulina

100 g de guisantes crudos

Utensilios necesarios

Espátula, cuchillo y batidora
de alta potencia

Preparación

🕐 10 min preparación
🔲 4 días en la nevera tapado herméticamente
⊗ fácil ○ normal ○ difícil

Bate todos los ingredientes en una batidora de alta potencia hasta conseguir un paté homogéneo. Queda igual de sabroso sustituyendo la menta por albahaca.

Consejo

– Este paté de menta al más puro estilo inglés es ideal para acompañar y aromatizar platos picantes y enriquecerlos con los superpoderes de la espirulina.

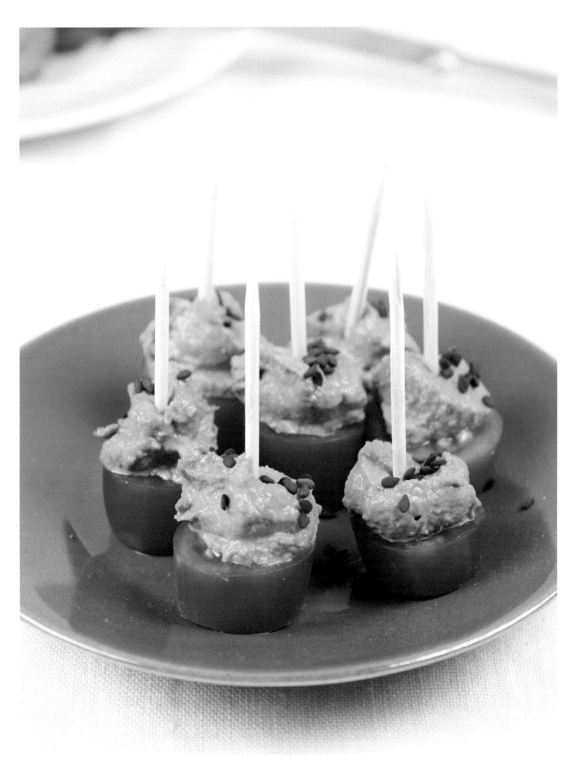

Elixires y bebidas

Leche de almendras

#almendrascz

Ingredientes (1 litro)

800 ml de agua mineral o agua
de coco (opcional)
250 g de almendras crudas
(previamente remojadas
durante 6 horas)

Utensilios necesarios

Espátula, batidora, bol grande,
bolsa para filtrar leche y extractor
de zumos (opcional)

Preparación

🕐 1 min preparación + 6 h remojo de las almendras

▯ 2 días en la nevera en una botella de cristal

⊗ fácil ◯ normal ◯ difícil

Deja las almendras en remojo toda una noche dentro de la nevera.

Sin necesidad de quitar la piel de las almendras, tritúralas con el agua durante 1 minuto.

Utiliza un bol grande y la bolsa para colar la leche. Así separarás la pulpa y te quedará una textura líquida y blanca.

Conserva la leche en la nevera en un envase hermético.

Consejo

– Si dejas las almendras en remojo dentro de la nevera, la leche que obtendrás se conservará unas cuantas horas más. Esto es debido a que el frío frena la germinación y fermentación que pueden producirse al remojar las almendras si la temperatura ambiente es cálida.
– La leche de almendras no es un superfood en sí, pero es la base de muchas recetas y bebidas de este libro.

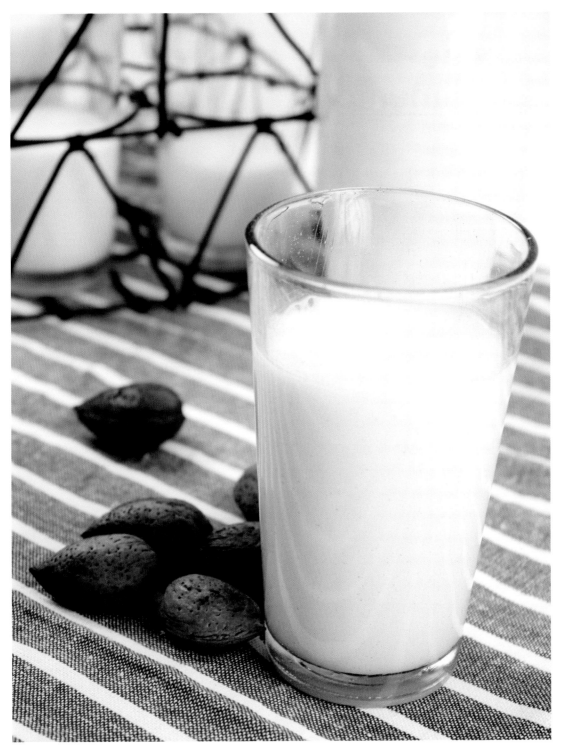

Leche de cáñamo

#cañamocz

Ingredientes (1 litro)

800 ml de agua mineral o agua
de coco (opcional)
250 g de semillas de cáñamo
enteras (previamente
remojadas durante 6 horas)

Utensilios necesarios

Espátula, batidora, bol grande,
bolsa para filtrar leche y extractor
de zumos (opcional)

Preparación

🕐 1 min preparación + 6 h remojo de las semillas de cáñamo

🗄 2 días en la nevera en una botella de cristal

⊗ fácil ◯ normal ◯ difícil

Deja las semillas de cáñamo en remojo toda una noche dentro de la nevera.

Escúrrelas y tritúralas con el agua durante 1 minuto.

Utiliza un bol grande y la bolsa para colar la leche. Así separarás la pulpa y las cáscaras y te quedará una textura líquida y blanca.

Conserva la leche en la nevera en un envase hermético.

Consejo

– Una vez tengas la leche hecha puedes aromatizarla con canela, vainilla, ralladura de limón o cualquier otra especia o condimento que sea de tu agrado. Si quieres endulzarla, opta siempre por ingredientes naturales como el dátil o el jarabe de arce; para ello, vuelve a batir la leche con el endulzante natural elegido.

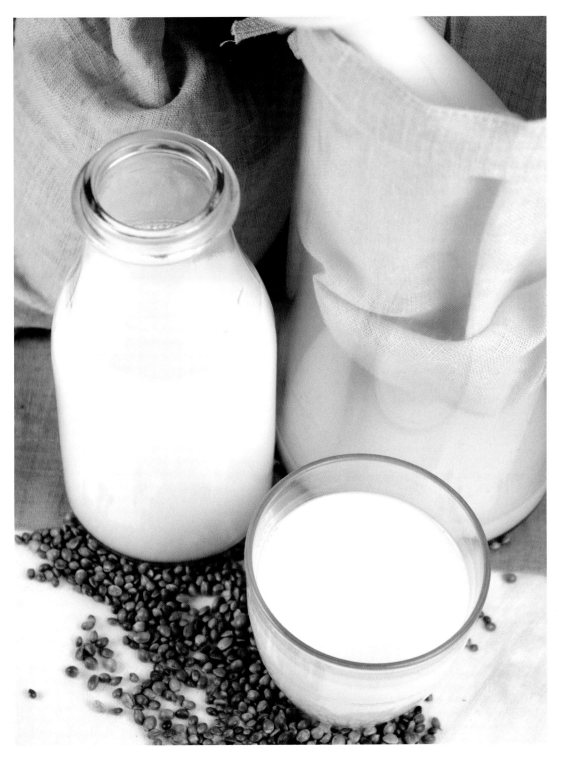

Superpoderes

#superpoderescz

Ingredientes (4 personas)

75 g de almendras sin pelar
  previamente remojadas
  durante 8 horas
600 ml de agua mineral
3 plátanos
1 cucharadita de cúrcuma molida
1 cucharadita de algarroba
  en polvo
1 cucharadita de lúcuma en polvo
¼ de cucharadita de canela
  molida
½ cucharadita de vainilla
  en polvo o esencia de vainilla
  sin alcohol
2 cucharaditas de miel cruda
1 cucharadita de polen de abeja

Utensilios necesarios

Espátula, batidora y bolsa
de filtro para elaborar leche

Preparación

🕐 10 min preparación + 8 h remojo de las almendras

🗄 2 días en la nevera

⊗ fácil   ◯ normal   ◯ difícil

Escurre las almendras en remojo y elabora una leche con ellas. Tritúralas con los 600 ml de agua y filtra la leche con un colador muy fino o una bolsa especial de rejilla para elaborar leches.

Vuelve a batir la leche con todos los demás ingredientes hasta obtener un batido homogéneo y ya puedes tomártelo.

Consejo

– Este batido es igualmente delicioso tomado en frío o calentito en invierno. Si se toma frío, un buen truco para no tener que agregar a los ingredientes cubitos, que puedan diluir el sabor, es sustituir parte de la cantidad de agua indicada por cubitos o batir los ingredientes utilizando plátanos congelados.
– Si se toma en caliente y queremos asegurarnos el máximo de sus propiedades, caliéntalo lentamente para que no pase de los 45°C.

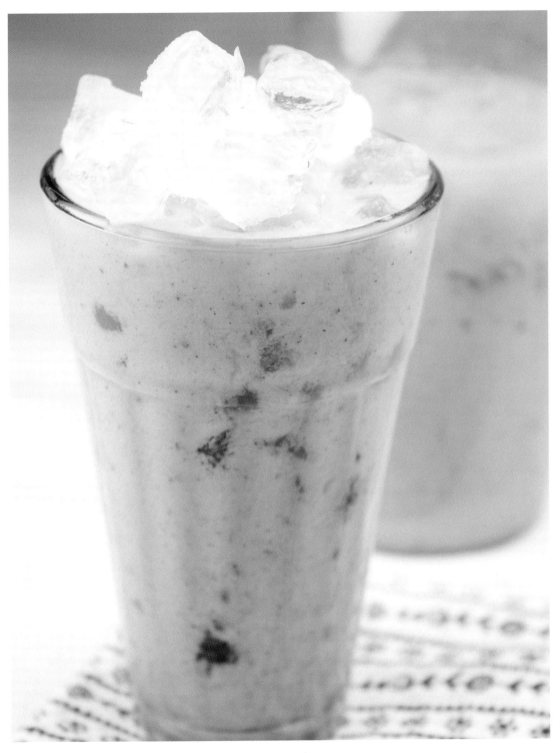

Latido

#latidocz

Ingredientes (2 personas)

500 ml de agua purificada

35 g de aceite de coco

2 cucharadas de semillas
  de cáñamo

2 cucharaditas de maca en polvo

1 ½ cucharadas de bayas de goji

1 ½ cucharadas de moras

1 ½ cucharadas de semillas
  de chía secas

1 cucharadita de té matcha

1 ½ cucharadas de algarroba
  en polvo

1 ½ plátano

Utensilios necesarios

Espátula y batidora

Preparación

🕐 5 min preparación

❄️ 2 días en la nevera

⊗ fácil ◯ normal ◯ difícil

Tritura todos los ingredientes en una batidora. Para asegurarte de que todos quedan bien batidos y dan una agradable textura homogénea, tritúralos primero junto con la mitad del agua. Una vez consigas una textura uniforme, agrega el resto del agua y sigue batiendo.

Para tomarlo bien frío, congela previamente la fruta o sustituye parte del agua por cubitos.

Beneficios

– Este batido es muy rico en proteínas y aminoácidos esenciales. Proporciona un buen impulso para nuestros músculos en épocas de entrenamiento físico y en momentos de la vida en que disminuye nuestro apetito porque nos sentimos bajos o cansados emocionalmente y necesitamos un extra de energía para adaptarnos a los acontecimientos y contratiempos y superarlos.

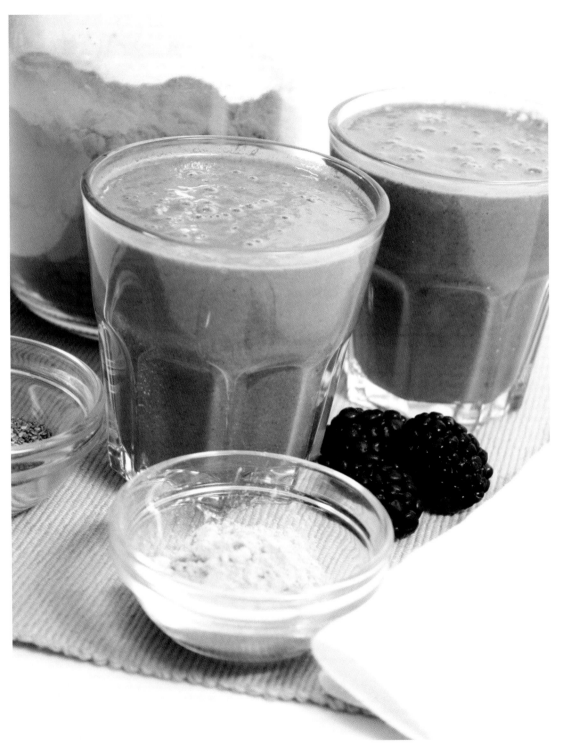

Baticao

#baticaocz

Ingredientes (2 personas)

45 g de nueces de Brasil
  previamente remojadas
  durante 6 horas
400 ml de agua
1 cucharada de aceite
  de coco líquido
30 g de cacao crudo en polvo
2 cucharadas de maca en polvo
5 dátiles sin hueso
sal marina

Utensilios necesarios

Espátula, batidora y bolsa
de filtro para leches

Preparación

🕐	10 min preparación + 6 h remojo nueces de Brasil
📋	2 días en la nevera en un recipiente hermético
⊗ fácil	○ normal ○ difícil

Elabora una leche con las nueces de Brasil y el agua. Cuando esté bien batida, cuélala con una bolsa de filtro para separar toda su pulpa y que quede una leche bien fina.

A continuación, tritura la leche con el resto de los ingredientes hasta obtener un batido homogéneo.

Consejo

- El baticao es la alternativa más sana a las bebidas de chocolate. El cacao puro y crudo es muy rico en hierro y antioxidantes. Los dátiles son un edulcorante de lo más natural y rico en fibra y minerales para sustituir el azúcar refinado típico de este tipo de bebidas.
- Es igual de delicioso tomado bien frío en verano como calentito en invierno, mientras nos inunda su envolvente y cálido aroma reconfortante. Eso sí, recuerda no calentarlo por encima de los 45 °C para mantener todos sus nutrientes y beneficios antioxidantes.

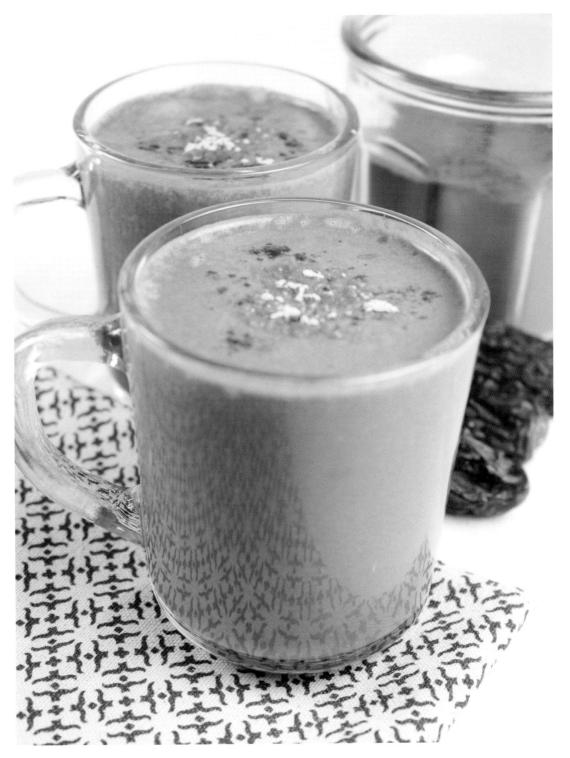

Granizado de *matcha latte*

#granizadocz

Ingredientes (4 personas)

1 cucharada de té matcha
  en polvo
700 ml de leche de cáñamo
  (ver receta en pág. 184)
8 a 10 cubitos de hielo
1 ½ cucharadas de miel

Utensilios necesarios

Espátula y batidora

Preparación

🕐	5 min preparación
📇	2 días en la nevera en un recipiente hermético
⊗ fácil	○ normal ○ difícil

Introduce todos los ingredientes en la batidora de alta potencia y tritúralos durante 30 segundos.

Aunque la leche más rica en aminoácidos es la de cáñamo, puedes probar el mismo granizado combinando otras leches vegetales que te gusten más, como la de almendras, la de avena, la de arroz, etc.

Beneficios

—Este granizado es altamente antioxidante y muy rico en aminoácidos. Ideal para hidratar el organismo después del ejercicio. El té *matcha* tomado regularmente ayuda a reforzar nuestro sistema nervioso, aportando un extra de concentración y sensación de paz y equilibrio.

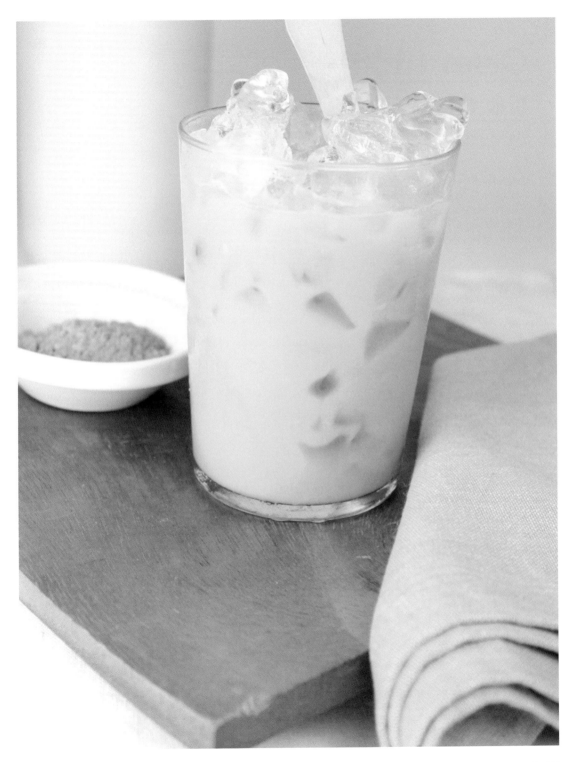

Calentito
de cúrcuma *latte*

#calentitocz

Ingredientes (4 personas)

1 cucharada de cúrcuma en polvo
1 l de leche de almendras
  (ver receta en pág. 182)
1 ½ cucharadas de miel
pimienta negra

Utensilios necesarios

Espátula, batidora y cazo

Preparación

⏱ 5 min preparación

▦ 2 días en la nevera en un recipiente hermético

⊗ fácil ◯ normal ◯ difícil

Calienta la leche sin llegar a 45ºC de temperatura.

Introduce todos los ingredientes en la batidora de alta potencia y tritúralos durante 30 segundos.

Finalmente, sírvelo en tazas.

Beneficios

– Esta taza calentita y humeante de leche vegetal y cúrcuma es un remedio muy adecuado para disminuir o prevenir procesos inflamatorios en nuestro organismo. Muy indicado cuando hay dolores de cabeza o enfermedades que provocan algún tipo de inflamación de nuestros órganos o tejidos... La cúrcuma tomada regularmente es un buen remedio preventivo de enfermedades como el cáncer o la artritis.

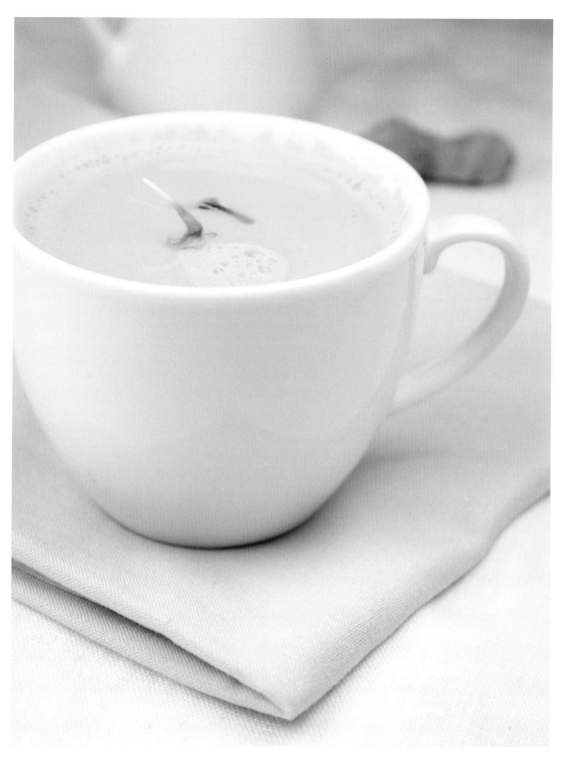

Chai latte con *reishi*

#chailattecz

Ingredientes (4 personas)

700 ml de agua mineral
½ cucharadita de clavos
2 estrellas de anís
2 vainas de vainilla partidas
   por la mitad
2 ramitas de canela
2 cucharadas de reishi en polvo
2 cucharadas de bayas de goji
1 o 2 cucharadas de sirope de arce
   (al gusto)
½ cucharada de regaliz troceado
   (opcional)
500 ml de leche de cáñamo
   (ver receta en pág. 184)

Utensilios necesarios

Espátula y batidora

Preparación

🕐 20 min preparación

▢ 3 días en la nevera en un recipiente hermético

○ fácil ⊗ normal ○ difícil

Calienta tapados los 700 ml de agua junto con las especias, el *reishi* en polvo y las bayas de goji. Cuando rompa a hervir, retira la tapa y deja que la infusión se reduzca a fuego muy suave entre 15 y 20 minutos.

Transcurrido este tiempo, déjalo enfriar un poco. Cuela la infusión y agrégale el sirope de arce. Una vez bien diluido, incorpora la leche de cáñamo. Mézclalo todo bien con la ayuda de unas varillas y sírvelo en tazas individuales.

Consejo

– En Los Ángeles es muy fácil encontrar té *chai* con leche de almendra en la mayoría de los cafés. Tomarlo produce un gran bienestar y una elevada capacidad de concentración. A los adictos al café con leche de primera hora de la mañana o de la tarde, este elixir no los va a dejar indiferentes.

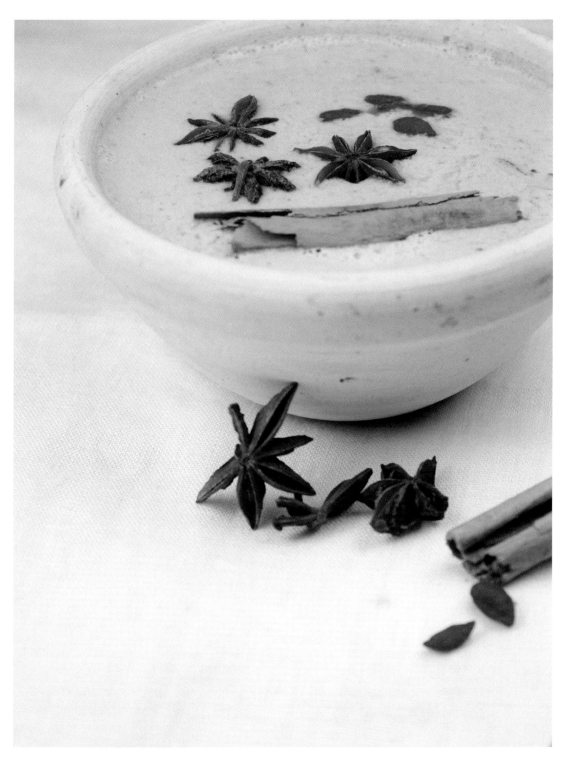

Booster inmunitario

#boostercz

Ingredientes (2 personas)

3 naranjas para obtener 250 ml
de zumo de naranja
10 zanahorias grandes para
obtener 250 ml de zumo
de zanahoria
1 cucharada de bayas de goji
1 cucharada de cerezas
deshuesadas
1 cucharadita de camu-camu
1 cucharadita de lúcuma
estevia líquida para endulzar
al gusto

Utensilios necesarios

Espátula, batidora y extractor
de zumos

Preparación

🕐 15 min preparación

❄️ 2 días en la nevera en un recipiente hermético

⊗ fácil ◯ normal ◯ difícil

Con un extractor de zumos, licúa las naranjas y las zanahorias para obtener su jugo.

Bate el zumo de zanahorias y naranjas con el resto de los ingredientes y endúlzalo con estevia líquida al gusto.

Consejo

– Si todavía no estás dispuesto o preparado para dar un giro de 180 °C a tu alimentación, pero sí estás buscando una fórmula que mejore tu salud, esta receta tomada regularmente es ideal.
– Cuando vayas de viaje puedes prepararte una nueva versión de esta bebida, ya que el zumo de naranja fresco natural recién exprimido es relativamente fácil de encontrar.
Puedes prepararte la misma bebida para el sistema inmunitario con solo zumo de naranja, camu-camu y lúcuma o, incluso, convertir un zumo de naranja en un zumo verde agregándole una cucharadita de hierba de trigo en polvo.

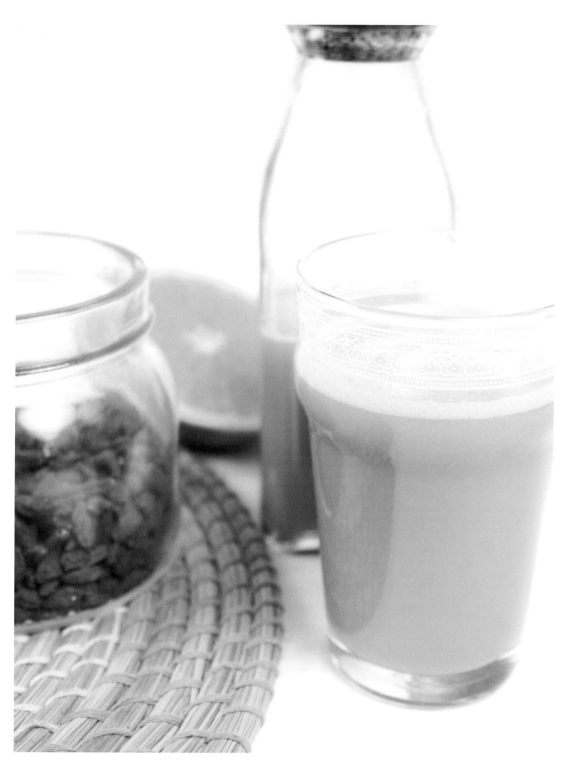

Sangría de granada y frutos rojos

#sangriacz

Ingredientes
(4 a 5 personas, 1 litro)

250 ml de agua de coco
 o agua mineral
2 o 3 granadas para obtener
 unos 250 ml de jugo de granada
120 g de frutos rojos
 (arándanos o frambuesas)
60 ml de agave

Utensilios necesarios

Espátula y extractor de zumos

Preparación

🕐 15 min preparación

❄ 2 días en la nevera en un recipiente hermético

⊗ fácil ◯ normal ◯ difícil

Con un extractor de zumos, extrae el jugo de las granadas.

Mezcla bien el zumo de granada con el agave y el agua de coco.

Seguidamente, incorpora los frutos rojos enteros en la bebida para que maceren mientras pasan las horas.

Enfría la bebida con hielo o déjala en la nevera un ratito.

Consejo

– Que un cóctel pueda ser, además de lúdico, nutritivo, es realmente un nuevo concepto.
– Gracias a los superfoods y a la combinación de zumos de frutas frescas existen mil y una elaboraciones, ¡imaginación al poder! El rojo pasión de esta bebida y el poder de un superfood tan mediterráneo como la granada te enamorarán.

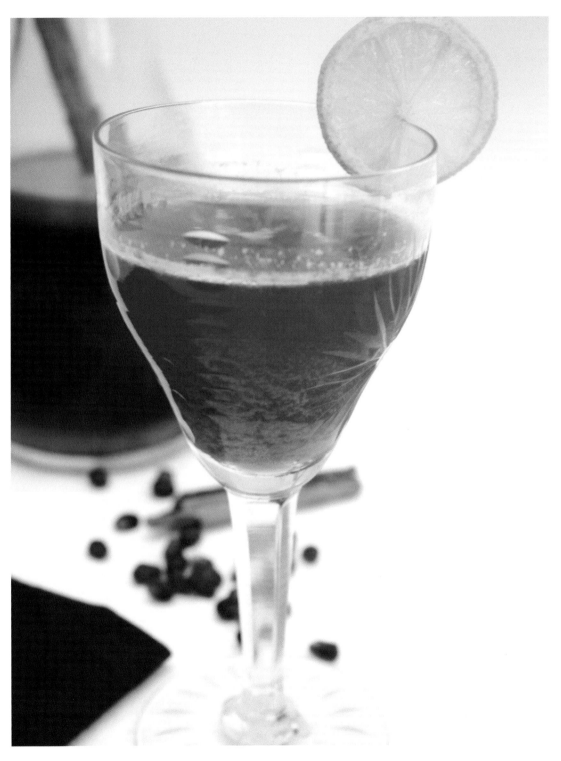

Kombucha

#kombuchacz

Ingredientes (4 litros)

6 cucharadas u 8 bolsitas
   de té verde
500 ml de agua hirviendo
180 g de azúcar integral
   de caña biológico
3 l de agua mineral
350 ml de té iniciador
   de kombucha (es el líquido
   en el que encontraremos
   flotando el hongo madre)
1 hongo madre de kombucha

Utensilios necesarios

Recipiente de vidrio de 4 litros,
tetera, cuchara de madera
y retal de tela fina o tipo gasa
mosquitera

Beneficios

– La kombucha es una bebida
  derivada de la fermentación
  de un cultivo bacteriano
  formado por seis levaduras
  y seis bacterias en combinación
  con azúcar y té. Se trata de un
  elixir originario de China que
  refuerza el sistema inmunitario
  y constituye una buena
  fuente de probióticos para
  nuestra flora intestinal. Está
  considerado como el elixir de
  la longevidad. Su color y sabor
  dulce, picante y carbonatado
  recuerda mucho al de la sidra.
– Si elaboras la infusión de té
  combinando la mitad de té
  verde con té verde de sabores,
  puedes investigar y conseguir
  tus propios aromas de
  kombucha.

Preparación

🕐 20 min preparación + 12-15 días fermentación

🗄 6 meses en un recipiente hermético

◯ fácil   ◯ normal   ⊗ difícil

En una tetera, haz una infusión con el té. Seguidamente, filtra la infusión y viértela en un recipiente de vidrio con capacidad para cuatro litros.

Agrégale el azúcar, remuévelo para que se disuelva e incorpora el agua fría y los 350 ml de té iniciador.

Déjalo enfriar hasta que la mezcla alcance la temperatura ambiente.

Después, agrega el hongo madre y remuévelo con una cuchara de madera para acomodarlo (el metal daña el cultivo). En el recipiente es recomendable que quede un espacio libre de un 10% de su capacidad para que, durante los días de fermentación, el aire pueda circular.

Cubre el recipiente con una tela muy fina o gasa mosquitera y sujeta el cuello con una goma elástica (debe ser una tela que proteja de las partículas de polvo pero deje pasar el aire).

Para que la bebida fermente correctamente, coloca el recipiente con la kombucha en un lugar donde la temperatura se mantenga entre 23 y 26ºC y que no baje nunca de 18ºC.

Deja fermentar entre 12 a 15 días en función de la vitalidad del cultivo, de la cantidad de azúcar y de la temperatura. A más temperatura, fermentará antes y a menos, tardará un poco más. Lo mejor es a partir del duodécimo día ir probando la kombucha hasta encontrar el grado de acidez deseado.

Envásala en botellas o tarros que cierren herméticamente y consérvalos unos 4 días a temperatura ambiente para que la bebida se vuelva efervescente. Transcurridos estos días, ya puede guardarse en la nevera. El frío frenará la fermentación y se podrá conservar hasta 6 meses.

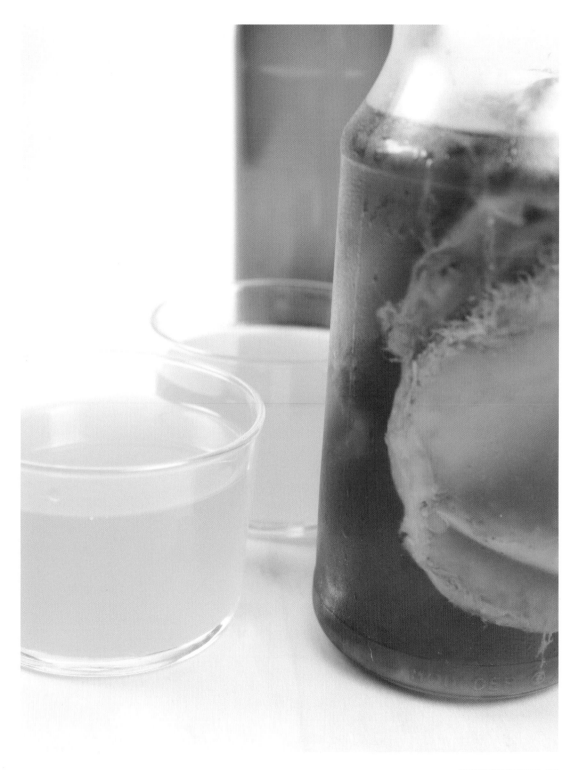

Belleza

Mascarilla de espirulina y aguacate

#mespirulinacz

Ingredientes (1 aplicación)
½ aguacate
1 cucharadita de espirulina

Utensilios necesarios
Cuchara de postre, bol y tenedor

Preparación

🕐 5 min preparación + 15 min tiempo de la mascarilla

🔋 3 días en un recipiente hermético

⊗ fácil　○ normal　○ difícil

Con un tenedor, haz un puré con el aguacate y la espirulina en un bol.

A continuación, aplícate el puré sobre la cara y déjalo actuar durante unos 10 a 15 minutos.

Transcurrido este tiempo, aclárate el rostro con agua.

Consejo
– Los aguacates son ricos en vitamina A, D y E. Esta última ayuda a mantener la piel hidratada y reduce las líneas de expresión. El aceite que se encuentra en los aguacates actúa como emulsionante, es decir, lubrica los espacios entre células que forman la parte exterior de la piel. También tiene una gran capacidad de penetración, llega más allá de la epidermis; se absorbe muy bien y pasa a nutrir las células más internas de la piel.
– La espirulina aumenta la elastina en la piel y disminuye su pigmentación en caso de manchas.
– Para obtener todos los beneficios de esta mascarilla, aplícatela una o dos veces a la semana.

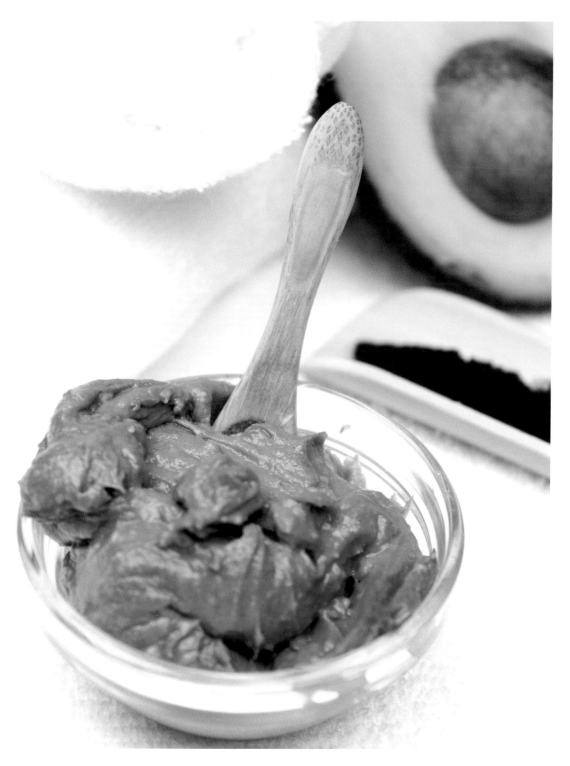

Limpiador facial con miel

#limpiadorcz

Ingredientes (1 aplicación)

1 cucharadita de miel cruda
  de abejas
gotas de limón (para pieles grasas
  o con manchas)

Utensilios necesarios

Cuchara de postre y exprimidor

Preparación

🕐 1 min preparación

▣ meses en un recipiente hermético

⊗ fácil ◯ normal ◯ difícil

Pon un poco de miel en la palma de tu mano (más o menos una cucharadita) y, si tienes la piel grasa, añade dos o tres gotas de limón. Frota la mezcla con las dos manos y aplícatela por todo el rostro con un pequeño masaje circular.

A continuación, aclárate el rostro con agua templada para retirar la totalidad de miel e impurezas.

Beneficios

– La miel es un ingrediente muy utilizado en los productos de belleza natural. Como limpiador, nos ayuda a deshacernos de la suciedad del rostro sin agredir los aceites grasos esenciales protectores de la piel. Además, sus propiedades antibactericidas nos ayudan a prevenir el acné. Puedes utilizar la miel como limpiador del rostro de forma diaria.

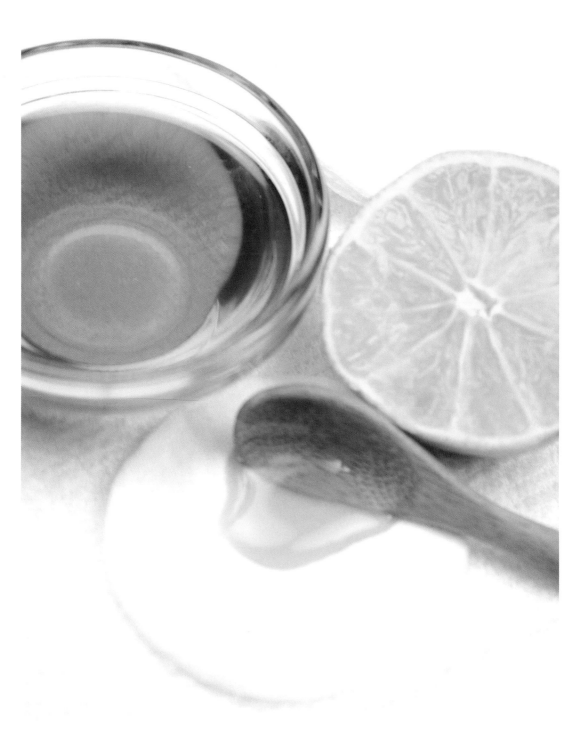

Exfoliante corporal

#exfoliantecz

Ingredientes (4 aplicaciones)
100 g de azúcar de coco
60 ml de aceite de sésamo
60 ml de aceite de girasol
gotas de zumo de limón
½ cucharadita de miel

Utensilios necesarios
Cuchara de postre,
bol y exprimidor

Preparación

🕐 5 min preparación

▢ 4 días en un recipiente hermético

⊗ fácil   ○ normal   ○ difícil

En un bol, mezcla suavemente el azúcar de coco, el aceite de sésamo, la miel, el aceite de girasol y el limón.

Dentro de la ducha, aplícate con la piel seca y las manos húmedas la preparación por todo el cuerpo con movimientos circulares.

Finalmente, retírate el *peeling* con el agua templadita de la ducha.

Consejo
— Esta exfoliación puede llevarse a cabo diariamente. Es importante hidratar y nutrir bien la piel del cuerpo después de la exfoliación, pero con esta fórmula no es necesario porque con los aceites de sésamo y de girasol la piel queda aterciopelada, elástica y regenerada gracias al ácido linoleico y a los ácidos grasos omega-6. Además, la miel nos ofrece un efecto limpiador.
— Es importante entretenerse en las zonas de los pliegues (rodillas y codos), que es donde se acumulan más células muertas. El azúcar poco a poco se irá deshaciendo.

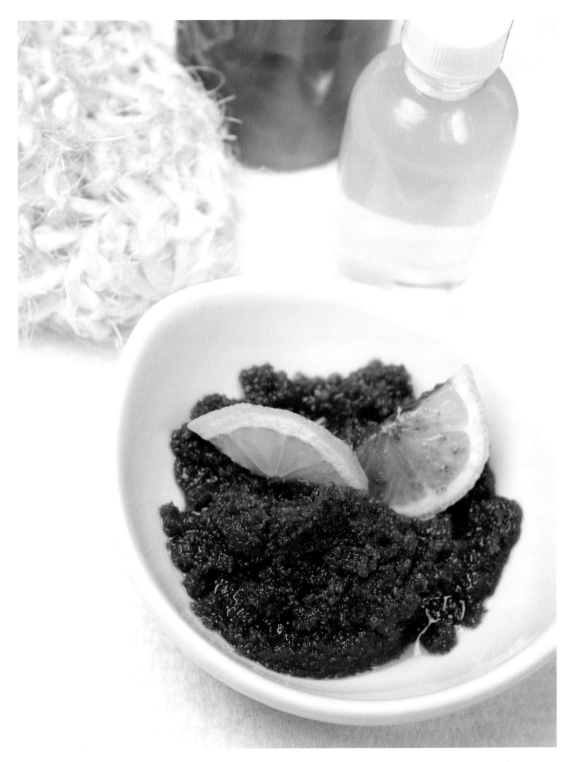

Mascarilla revitalizante de puntas para el cabello seco

#msecocz

Ingredientes (1 aplicación)
1 cucharada de <u>aceite de coco</u>

Utensilios necesarios
Cuchara sopera

Preparación

🕐 5 min preparación + 30 min tiempo de la mascarilla

▪ 2 días en un recipiente hermético

⊗ fácil ○ normal ○ difícil

Hazte la raya en medio, separa el cabello en dos partes y recógetelo en dos coletas.

Ponte media cucharada de aceite de coco en la mano.

Deshazlo entre tus manos, si todavía está sólido, y aplícatelo sobre todo en el cuero cabelludo y en las puntas con un ligero masaje.

Repite el mismo procedimiento en cada mitad del cabello. Una vez esté todo el pelo untado en aceite, recógetelo con una goma o pinza y deja actuar la mascarilla unos 30 minutos.

Transcurrido este tiempo, lávate el pelo con el champú habitual. Es posible que tengas que enjabonarlo dos veces para que no quede graso.

Beneficios
– El aceite de coco tiene mil y un beneficios y uno de ellos es su alta capacidad de hidratación.

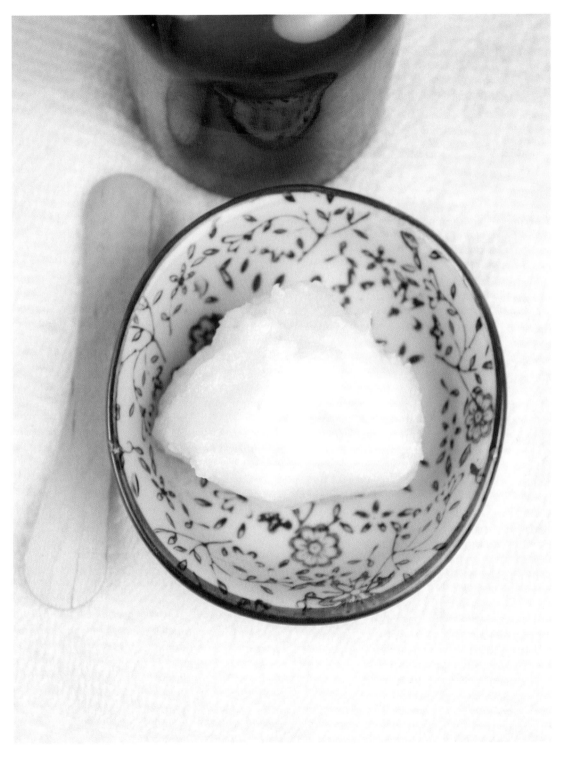

Mascarilla revitalizante de puntas para el cabello graso

#mgrasocz

Ingredientes (1 aplicación)
7 *fresas* maduras
1 cucharada de *miel*
1 cucharada de *aceite de coco*

Utensilios necesarios
Robot de cocina y cuchara sopera

Preparación

🕐 10 min preparación + 30 min del tiempo de la mascarilla

📦 2 días en un recipiente hermético

⊗ fácil　○ normal　○ difícil

Mezcla todos los ingredientes en un robot de cocina hasta obtener una crema homogénea.

Seguidamente, sigue la misma metodología de aplicación que has usado con la mascarilla para cabello seco de aceite de coco de la receta anterior.

Beneficios
– Las fresas son una fruta cítrica con alto contenido en vitamina C y muy nutritivas para el pelo. Te ayudan a regular la secreción del cuero cabelludo y su pH.

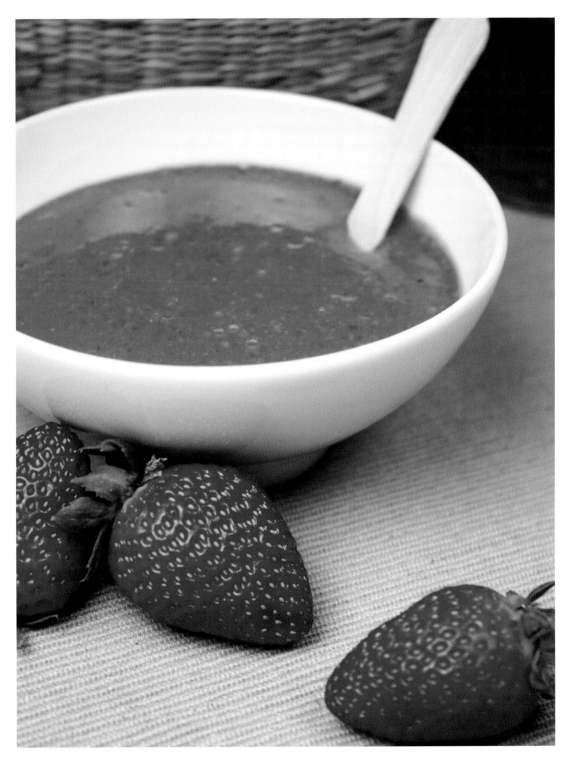

Bálsamo nutritivo corporal

#balsamocz

Ingredientes (1 aplicación)

1 cucharada de *aceite*
de aguacate (en invierno)
1 cucharada de *aceite de coco*
deshecho (en verano)
2 gotas de aceite esencial
de lavanda

Utensilios necesarios

Cuchara sopera

Preparación

🕐 1 min preparación + 5 min aplicación

▪ 15 días en un recipiente hermético

⊗ fácil ○ normal ○ difícil

Mezcla en la palma de la mano el aceite de aguacate o el de coco con las gotas de esencia de lavanda.

A continuación, aplícatelo sobre la piel del cuerpo hasta que haya penetrado bien.

Beneficios

– El aceite de aguacate es altamente hidratante para la piel opaca y deshidratada en invierno, y la lavanda nos aporta una sensación de relajación y confort.
– El aceite de coco nos aporta un aroma y una protección extra contra las infecciones de la piel en verano. Usa este aceite diariamente una o más veces, sobre todo después del baño o la ducha.

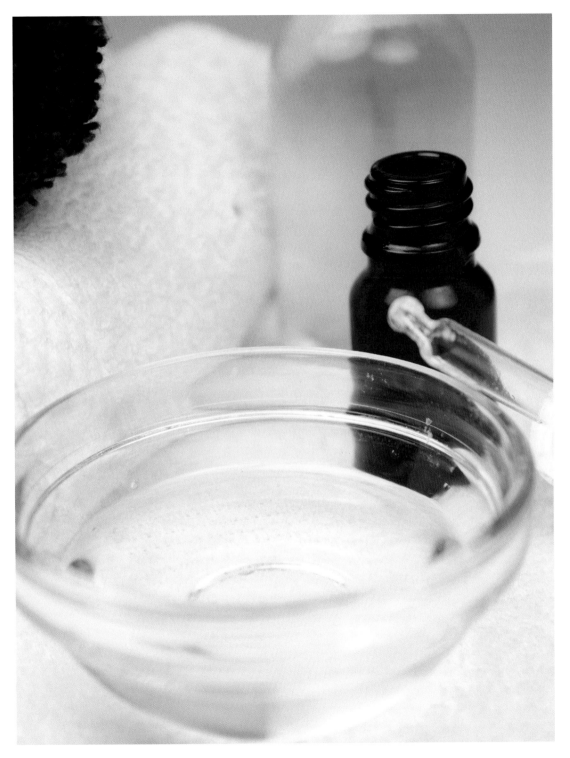

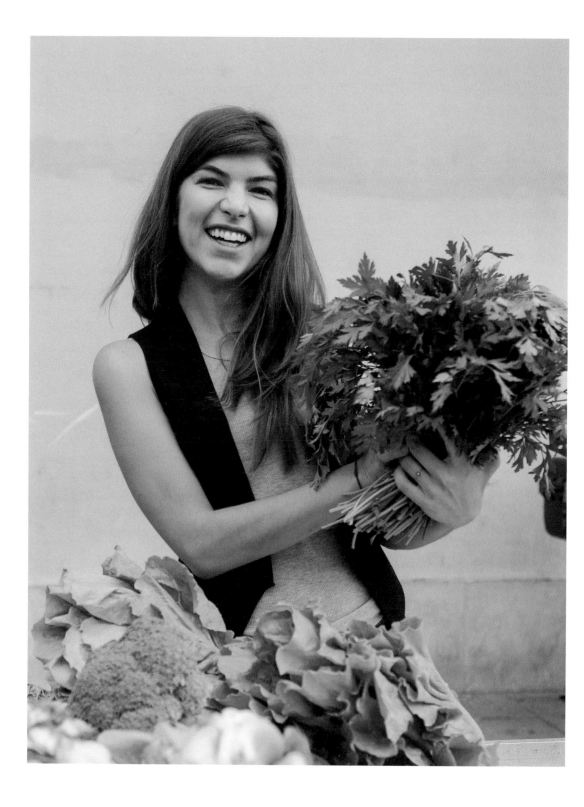

Índice de recetas

Índice
de ingredientes

Índice
de dolencias y curas

Tabla de conversión

10 ml	una cucharadita
15 ml	una cucharada
100 ml	un vaso de vino
200 ml	un vaso de agua
200 ml	una taza
250 ml	un tazón

Contraseña: SUPERFOODSCARLA

Bibliografía

ARNAL, Mariano. *Cómo beber agua de mar.* Instituto Museo Canario del Agua (IMCA), 2010.

BOTANICAL ON LINE. http://www.botanical-online.com/

Dr. DINA, Karin & Dr. DINA, Rick. *Science of Raw Food Education Student Guide Book,* 2014.

FOURSIGMA MUSHROOMS. http://www.foursigmafoods.com/

HEAL WITH FOOD. http://www.healwithfood.org/superfoods/

KENNY, Matthew. Culinary Nutrition Program Guidebook, 2014.

MEDLINE PLUS. https://www.nlm.nih.gov/medlineplus

MORRIS, Julie. *Superfoods Kitchen: Cooking with Nature's Most Amazing Foods.* Sterling Epicure, 2012.

NATURAL NEWS. http://www.naturalnews.com/Index-Reference.html

PUBMED.GOV – US NATIONAL LIBRARY OF MEDICINE. NATIONAL INSTITUTES OF HEALTH. http://www.ncbi.nlm.nih.gov/pubmed

WOLFE, David. *Superfoods: The Food and Medicine of the Future.* North Atlantic Books, 2009.

Agradecimientos

Alguien dijo alguna vez que «la mayor universidad es el viajar» y no puedo estar más de acuerdo. Los libros enseñan muchas cosas acerca del mundo, las personas, las culturas, los sentimientos..., pero solo es posible entenderlas cuando se viven y se viaja entre ellos. Termino la escritura de este segundo libro con una positiva transformación personal, y es que su creación ha pasado por muchos episodios... Juntos hemos recorrido millas y experimentado mil y una emociones... Miedos y dudas, sorpresas y alegrías, sonrisas y lágrimas, inseguridades e incluso celos, pero también momentos de gran comprensión y amor incondicional.

Y ahora, abróchate bien el cinturón... Estas páginas empezaron a cobrar vida en Las Vegas, se mudaron conmigo a Los Ángeles, cruzaron el Pacífico para visitar la pequeña isla de Taiwán y explorar la República de Myanmar. Por si eso fuera poco, fuimos a inspirarnos entre las Montañas Rocosas y los vórtices energéticos de Sedona (Arizona), seguido de una semana de formación e intenso trabajo de crecimiento personal en San Diego (California) con Stephen Gilligan. Panamá también nos esperaba para degustar y aprender más sobre sus nutritivos superalimentos autóctonos. A finales de verano visitamos la Costa Brava, donde el libro conoció las raíces de la autora y más adelante visitaríamos Barcelona, donde nos presentaríamos a la editorial.

Muchas tierras pisadas y muchas sensaciones experimentadas, pero siempre acompañada de los SUPERFOODS. ¡Y menudos superalimentos vividos durante todo este año pasado...! El resultado, otro libro lleno de ilusión, color y sabores con una autora más valiente y contenta de haber reconectado consigo misma. Por eso, con todo el amor y cariño de este corazón sereno, deseo que disfrutes de este recorrido por el mundo de los *superfoods*, tanto como lo he hecho yo en mi crecimiento durante su creación.

Gracias una vez más a mi familia, a todas aquellas personas con las que me he cruzado este tiempo y han dejado huella en mí, y en especial a Marta Vergés no solo por su trabajo, sino también por todo su apoyo constante e incondicional. Gracias a Javi por abrirme las puertas de su granja orgánica Up in the Hill en Bocas del Toro (Panamá), donde practicas la permacultura. Gracias a Rosa Martos, de Salud Viva, por su colaboaración en ingredientes superfood de gran calidad. Gracias a Marta Lorés, de Zahorí de Ideas, por ser la agente literaria más fantástica del mundo. ¡GRACIAS! Muchas gracias por todos los abrazos recibidos durante todos estos meses.

Y a ti, quiero yo ahora regalarte uno de mis abrazos por el calor y el cariño que me transmites día tras día, porque crees en mi trabajo, en definitiva, en mi pasión. Y porque los abrazos son los que nos dan seguridad y firmeza para lograr todo aquello que nos proponemos. Así que te abrazo, deseando que tengas tú también un hermoso y enriquecedor recorrido.

P. D.: Cierro esta página de nuevo con una maleta en la mano, esta vez destino Puerto Rico. La historia sigue. Esto no para. De camino al tercer libro... ;-)